高血压
饮食宜忌速查

李宁 / 北京协和医院营养专家
主编 / 全国妇联项目专家组成员

U0389444

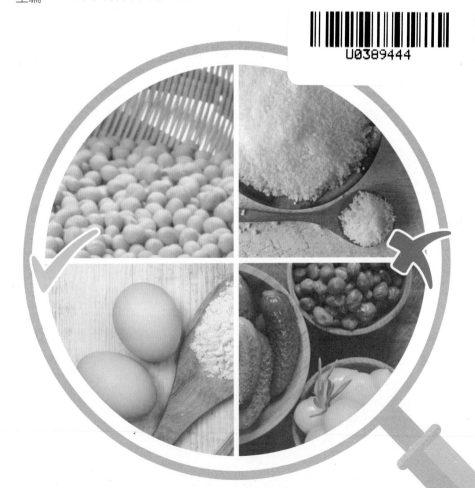

吉林科学技术出版社

图书在版编目（CIP）数据

　　高血压饮食宜忌速查 / 李宁主编 . -- 长春 ：吉林
科学技术出版社，2017.11
　　ISBN 978-7-5578-3408-1

　　Ⅰ．①高… Ⅱ．①李… Ⅲ．①高血压－食物疗法
Ⅳ．① R247.1

　　中国版本图书馆 CIP 数据核字（2017）第 261107 号

高血压饮食宜忌速查
GAOXUEYA YINSHI YI-JI SUCHA

主　　编　李　宁
出 版 人　李　梁
责任编辑　孟　波　宿迪超　于潇涵
封面设计　杨　丹
制　　版　悦然文化
开　　本　710 mm×1000 mm　1/16
字　　数　260千字
印　　张　16
印　　数　1-8 000册
版　　次　2017年11月第1版
印　　次　2017年11月第1次印刷
出　　版　吉林科学技术出版社
发　　行　吉林科学技术出版社
地　　址　长春市人民大街4646号
邮　　编　130021
发行部电话/传真　0431-85635176　85651759　85652585
　　　　　　　　　　　　　85635177　85651628
储运部电话　0431-86059116
编辑部电话　0431-85610611
网　　址　www.jlstp.net
印　　刷　长春新华印刷集团有限公司
书　　号　ISBN 978-7-5578-3408-1
定　　价　45.00元
如有印装质量问题可寄出版社调换

P前言
PREFACE

　　近年来高血压患病率呈持续上升趋势，由血脂异常、肥胖、糖尿病、吸烟等因素引起的心血管病，也呈明显上升趋势。目前我国成人高血压患病率为18.8%，全国有高血压病患者约1.6亿。高血压不但发病率高，而且还会引起严重的心、脑、肾等相关疾病的并发症，致残率和死亡率极高。

　　虽然高血压对身体的危害很大，但是高血压是可以预防、控制的。高血压患者在做好药物治疗的基础上，通过饮食调养，可以将血压控制在正常水平，像健康人一样生活。为了让高血压患者了解饮食调养原则，明确宜吃什么、忌吃什么，如何预防并发症，特别编撰了这本《高血压饮食宜忌速查》。

　　全书共分为六个部分：第一章详细介绍了高血压的症状以及血压的相关知识，在了解高血压的基础上，做到早发现、早治疗；第二、第三章分别详细解读高血压饮食的"黄金法则"，避免陷入饮食误区，有针对性地补充营养素，根据自己的年龄及身体状况进行饮食调养，安排一日三餐；第四章从对高血压的积极作用、对并发症的积极作用、巧妙搭配、食用禁忌、降压妙法增营养等方面深度解析了多种家常宜吃食物以及辅助降压中药，并提供了有辅助降压效果的食谱，更方便您的烹饪制作，避开不利于降压的食物，让您的饮食控制效果更佳；第五、第六章针对六种常见高血压并发症和三类高血压特殊人群，详细阐述了饮食原则及宜吃食物、忌吃食物，做到有效控制和预防并发症。

　　希望广大朋友抛开罹患高血压后什么都不敢吃的不安情绪，在饮食上吃得清楚、吃得正确、吃得高兴，早日恢复健康身体。

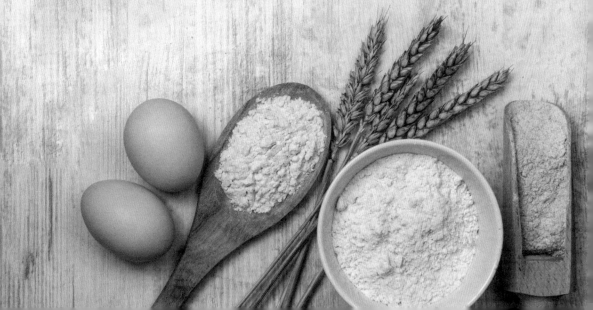

目录CONTENTS

第一章 高血压不再"隐形"——了解高血压

第二章 改变习惯吃掉高血压——饮食降压法

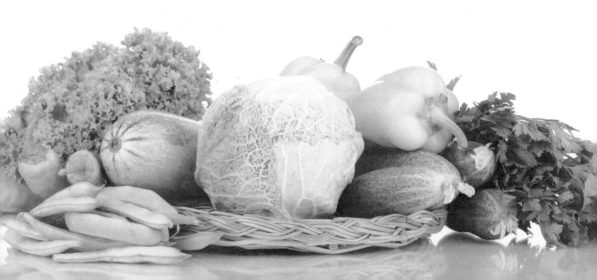

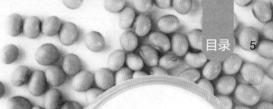

第三章　定制三餐稳步降血压
——高血压日常饮食原则

第四章　吃对不吃错理想又安全
——高血压饮食宜忌

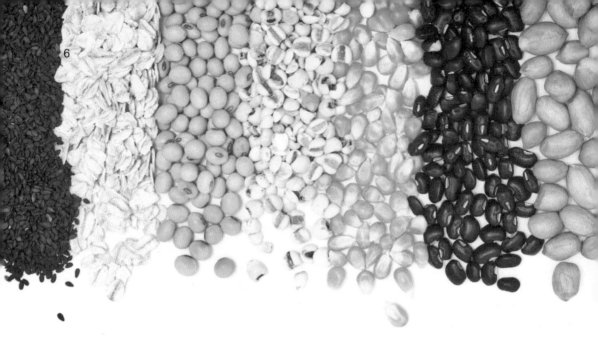

肉类

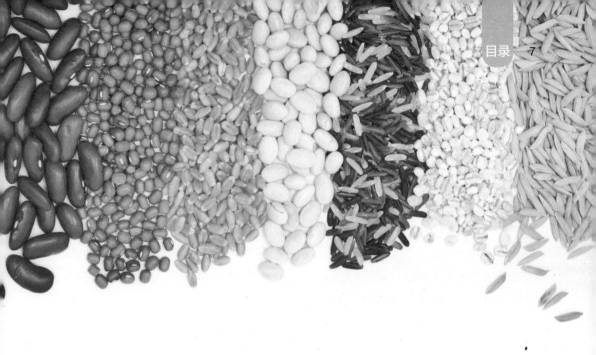

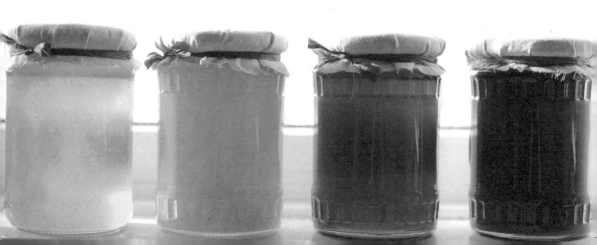

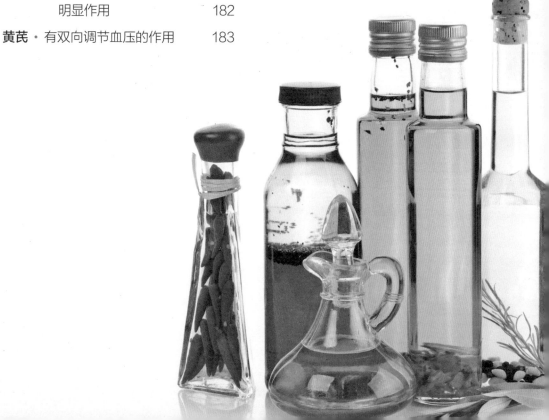

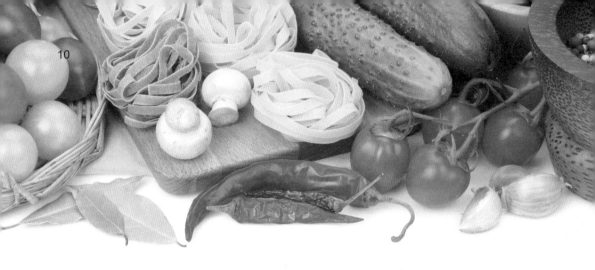

第五章 拒绝并发症吃对不吃错
——高血压并发症的饮食护理

第六章 自我调养关键是怎么吃
——高血压特殊人群饮食调养

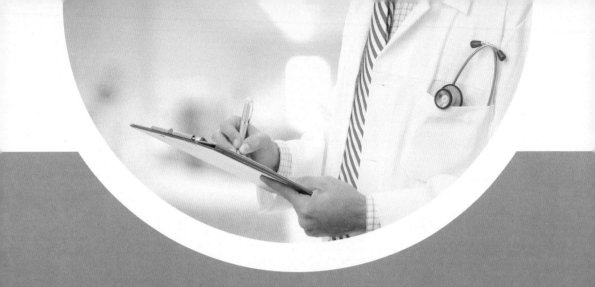

第一章

高血压不再"隐形"
——了解高血压

血压是如何产生的

血压是血液在血管内流动的动力

形象地来说，血压就是血液对血管的压力，它是血液在血管内流动的动力。分为动脉血压、毛细血管血压和静脉压，而通常说的血压是指动脉血压。

人体内不同的血管之间存在着递减性的血压差，这样血液可以从大动脉流向小动脉、毛细血管以及静脉，从而产生一个完整的循环。另外，人体所需的很多物质也是通过血液循环完成交换的，如氧气以及代谢物等。如果没有血压差，也就不会有血液的循环，人体就不再是"活"的了。

保持一定血压需要条件

我们通常说的血压指动脉血压，人体保持一定的血压，对保证人体内部的环境稳态起着举足轻重的作用，而这需要一些条件。

大医生告诉你

每个人的心脏大约是自己拳头的大小，成人心脏重量为 200 ~ 300 克。如果心脏只有收缩力，没有外周的阻力，那么心脏射出的血液会全流到外周，血管壁的侧压就不会增加，也就不会有动脉血压的产生。

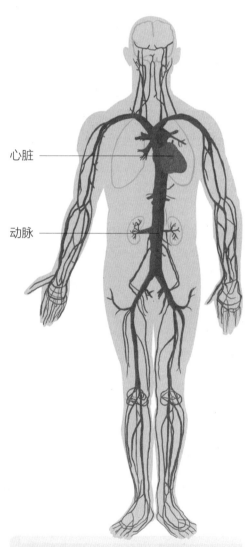

心脏

动脉

血压的形成
需要足够的循环血量；心脏收缩射血时，血液对血管壁"有压力"；大动脉有良好的弹性，有能力维持血液对血管壁的一定侧压力。

心脏收缩力和血流阻力都不能少

血液流经血管时（特别是微小动脉），血液中的各种成分、血液本身以及血管壁之间会产生摩擦，形成很大的阻力，这样，心脏收缩射入大动脉的血液会有一部分留在动脉系统内，这部分血液压迫血管壁，形成动脉血压。

大血管壁要有良好的弹性

心脏收缩对动脉产生压力，但是等到舒张时血压不会马上变为零，为什么？这跟大动脉有弹性回缩有直接关系。人体内的大动脉在心脏收缩时能扩张，会吸收一部分的心脏摄血的能量；心脏舒张时，血管会收缩，把吸收的能量释放出来，这样就能推动血液的向前流动。当我们的血管弹性下降，也就是说它该收缩时不收缩，该舒张时不舒张，不能维持正常血压，那么就会导致血压的升高，这在医学上称之为血管的顺应性下降。

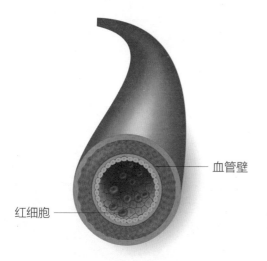

红细胞

血管壁

要有足够的循环血量

如果一个人体内的血量不足，就像一条河里面没有多少水一样，没有生机和活力，像死水一样，久而久之就会带来各种问题。如果循环的血量不足，人体的血管壁就会处于塌陷状态，血压的形成就无从谈起了。

正常情况下，每个人的循环血量处于一个比较稳定的范围，男女稍有差别。成年男子的循环血量为每千克体重80 ~ 85毫升，女性为每千克体重70毫升。当血量发生明显变化时，动脉血压会受到影响，全身各器官组织的血液供应也会相应改变，一旦血量低于30%，会有生命危险。

收缩压与舒张压

当人的心脏收缩射血时，动脉血压就会迅速升高，在收缩的中期，血压会上升到最高值，被称为收缩压（或"高压"）。而等到心脏舒张时，动脉血压就会随之迅速下降，在舒张的末期，血压会下降到最低值，被称为舒张压（或"低压"）。另外，收缩压与舒张压的差被称为脉搏压（简称脉压），正常人为4.0 ~ 5.3kPa（30 ~ 40mmHg）。

大医生告诉你

通常我们测量血压是用血压计测量上臂的血压，但是正常人左臂和右臂的血压不是完全相同的，右手臂比左手臂血压高0.7 ~ 1.3kPa（5 ~ 10mmHg）。

正常血压的标准

血压标准值

　　计算血压的单位一般有毫米汞柱（mmHg）或千帕（kPa），换算时可以用毫米汞柱乘以4再除以30，就得到血压的千帕值，反之也可以，但这种算法存在较大误差。

　　正常的血压范围是收缩压在12.0～18.7kPa（90～140mmHg）之间，舒张压在8.0～12.0kPa（60～90mmHg）之间，高于这个范围就可能是高血压或临界高血压，低于这个范围就是低血压。

各年龄段平均正常血压参考值

单位：kPa（mmHg）

年龄（岁）	收缩压（男）	舒张压（男）	收缩压（女）	舒张压（女）
16～20	15.3（115）	9.7（73）	14.7（110）	9.3（70）
21～25	15.3（115）	9.7（73）	14.7（110）	9.5（71）
26～30	15.3（115）	10.0（75）	14.9（112）	9.7（73）
31～35	15.6（117）	10.1（76）	15.2（114）	9.9（74）
36～40	16.0（120）	10.7（80）	15.5（116）	10.3（77）
41～45	16.5（124）	10.8（81）	16.3（122）	10.4（78）
46～50	17.1（128）	10.9（82）	17.1（128）	10.5（79）
51～55	17.9（134）	11.2（84）	17.9（134）	10.7（80）
56～60	18.3（137）	11.2（84）	18.5（139）	10.9（82）

高血压患者的血压控制范围

　　年轻的、轻度的患者应将血压控制在18/11.3kPa（135/85mmHg）以下，老年患者应控制在18.6/12kPa（140/90mmHg）；单纯收缩压升高者也应将收缩压控制在18.7kPa（140mmHg）以下。

正确测量血压（以水银血压计为准）

1. 受试者取坐位，手臂放在桌子上，让要测量的上臂动脉与心脏保持在同一高度。

2. 量血压的人挤压血压计的袖带，排空气体。

3. 将袖带中央覆盖在上臂动脉的位置，袖带的下缘与手肘有两个手指的距离。

4. 袖带不要过紧，通常要留两个手指（横放）的空间。缠上袖带后，挤压加压气囊。气囊内压力应达到桡动脉搏动消失并再升高30mmHg，然后缓慢放气。

何时适合测血压

每天清晨醒来时测血压 ➤ 此时的血压水平反映了所服降压药物的药效能否持续到次日清晨。如果早晨血压极高，则应测24小时内的动态血压，以便了解睡眠时的血压状况。

如果血压在夜间睡眠时和白天的水平大体相同，则应当在睡前加服降压药；如果夜间睡眠时的血压低而清晨却突然升高，则应根据实际情况在醒来时甚至清晨3~5点时服用降压药。

测服降压药后2~6小时的血压 ➤ 因为短效制剂一般在服药后2小时即达到最大限度的降压效果，中效及长效制剂降压作用高峰分别在服药后2~4小时、3~6小时出现，这一时段测量血压基本反映了药物的最大降压效果。

测量血压注意事项

要想准确测量血压，在测量前和测量过程中需要注意一些细节。

1. 测血压前，至少坐下来安静休息5分钟。

2. 半小时内禁止吸烟或饮咖啡，排空膀胱。

3. 初次测血压，左右两臂都要测量。下次测量时，用初次血压测定值高的手臂测量。

4. 测定3次，取平均值。每次测定后要松开袖口，等1分钟后再测。

通过正确掌握自测血压的方法和时间，患者可以比较客观地了解用药后的效果，从而有助于医生及时调整药物剂量及服药时间，以及采用更为适当的治疗或用药方法来帮助患者更好地控制血压。

诊断高血压的其他检查

望诊

主要观察面部的变化，有助于内分泌系统引起的继发性高血压的诊断，比如原发性醛固酮增多症、库欣综合征、甲状腺功能亢进和减退等。

查眼底

主要检查眼底的变化，可通过眼底动脉硬化的轻重粗略推算患高血压时间的长短和高血压的严重程度。

问诊

包括问病史、年龄、职业、家族史、饮食、嗜好及生活习惯、生活环境、有无服药史等。

其他

如胸部X光透视、尿常规检查、心电图检查、肾功能检查、其他检查等。如超声心动图检查可发现心室腔扩大、左心室壁增厚。此外还应做血糖、血尿酸、心肌酶、血清钾等检查。

听诊

主要听心脏、腹部及其他部位血管的杂音，有助于高血压的辅助诊断。

大医生告诉你

测量血压较准确的是水银血压计，但是如果是给老人用，也可以使用电子血压计，能够大概了解血压的变化。

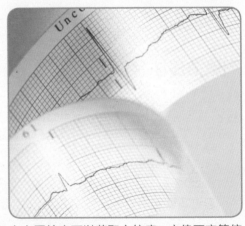

心电图检查可以获取心绞痛、心律不齐等信息，是作为高血压筛选的重要检查。

高血压的分类

医学上根据高血压的不同特点将其分成几种，以便更清楚地了解高血压处在不同血压水平的严重程度。常用的有三种分类方式：按病因分类、按病程变化分类以及按年龄和特殊情况分类。

按病因分类

按病因可以分为原发性高血压和继发性高血压。两者的比例约为 9∶1。

原发性高血压：原发性高血压发病原因未明确，约占高血压患者总数的 90% 以上。

继发性高血压：继发性高血压是由其他疾病引起的高血压，最常见的是由内分泌疾病和肾脏疾病引起的，而肿瘤、脑部炎症、外伤、某些药物（如激素类药、避孕药等）也可以升高血压。

按病程变化分类

根据高血压的起病缓急和病情的发展情况，将高血压分为缓进型高血压和急进型高血压。

缓进型高血压起病隐匿、进展缓慢，病程可达几十年，呈良性过程，早期多无症状。

急进型高血压病情急剧变化，血压突然升高，可表现为高血压危象和（或）高血压脑病，多见于 40 岁以下的中、青年，可由缓进型突然转变而来。高血压危象也就是在高血压的基础上周围小动脉发生暂时性的强烈收缩而导致血压急剧升高的结果。

按年龄及特殊情况分类

主要分为青少年高血压、老年高血压及妊娠期高血压等。

青少年高血压主要与青春期性成熟期神经和内分泌的剧烈变化有关。通常，继发性高血压在儿童及青少年中较为多发，有的为肾脏疾病导致。

妊娠期高血压疾病简称妊高征，是产科常见疾病，占全部妊娠者的 5%～10%，它是孕产妇死亡的重要原因。

原发性高血压

继发性高血压

90%

10%

高血压对身体的危害

对脑的损害

一过性脑血管痉挛，可致暂时性失语、失明、肢体运动障碍，甚至偏瘫。急性脑血管痉挛可使其通透性增加而致脑水肿、颅内压增高，脑小动脉硬化可形成小动脉瘤，常致脑血栓形成或脑出血，一般表现为头晕、失语、肢体麻木、发生偏瘫。

对心脏的损害

血压长期增高，左心室后负荷加重，数年后会引起左心室代偿性肥厚，心力衰竭，形成高血压性心脏病，多表现为心绞痛、心肌梗死。

对肾的损害

血压长期增高，肾小动脉硬化，肾的表面呈颗粒状，皮层变薄，出现萎缩或消失，继而发生肾功能不全，并发展为尿毒症。

对血管的损害

长期血压增高可使已经硬化的血管突发破裂，从而造成脑卒中、脑出血等严重后果。

对眼底的危害

当高血压发展到一定程度时，视网膜会出现出血、渗出、水肿。长时间积累之后，这些渗出物质就沉积于视网膜上，眼底出现放射状蜡样小黄点，此时可引起患者的视觉障碍。

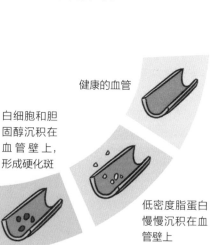

血液流通不畅，血管壁压力变大，最终导致破裂

高血压使血管变硬、变脆，阻碍血液流通

血小板黏附在血管壁上，形成血凝块

白细胞和胆固醇沉积在血管壁上，形成硬化斑

健康的血管

血凝块越积越大，造成血管堵塞

低密度脂蛋白慢慢沉积在血管壁上

警惕八大症状，早发现、早治疗

高血压之所以被称为"隐形杀手"，主要是因为其症状不明显，容易被忽视，有些患者甚至是在发生严重的并发症时，才意识到高血压的存在，造成不可挽回的损失。因此在发现以下八大症状时，一定要引起警惕，做到早发现、早治疗。

出血

由于高血压可致脑动脉硬化，使血管弹性减退、脆性增加，故容易破裂出血。其中以鼻出血多见，其次是结膜出血、眼底出血、脑出血等。

头晕

头晕是高血压最常见的症状之一。血压波动会造成血管抑制性头晕，有些是一过性的，常在突然下蹲或起立时出现，有些是持续性的。当出现高血压危象或椎脑动脉供血不足时，可出现与内耳眩晕症相类似的症状。

头痛

头痛亦是高血压常见症状之一。头痛的部位常在脑后或两侧太阳穴，并且是跳动性的，多为持续性钝痛或搏动性胀痛，甚至有炸裂样剧痛。同时伴有恶心、呕吐感。若头痛时间长，而且剧烈，并且恶心、呕吐感加重，这可能是高血压恶化的信号。

失眠

高血压也会引起失眠，多表现为睡眠不踏实、入睡困难、早醒、噩梦多、易惊醒。这与大脑皮质功能紊乱及自主神经功能失调有关。

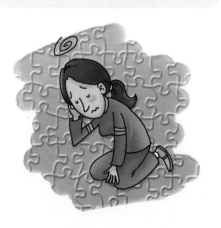

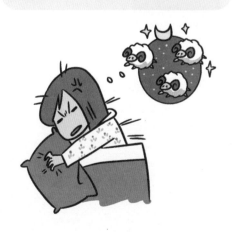

注意力不集中，记忆力减退

早期多不明显，但随着病情发展而逐渐加重。表现为注意力容易分散，近期记忆减退，很难记住近期的事情，而对过去的事，如童年时代的事情却记忆犹新。

耳鸣

高血压患者的耳鸣症状通常发生在外部环境非常安静时，双耳出现耳鸣，而且持续时间较长，耳鸣时感觉响声如蝉鸣或脑中"嗡嗡"作响。

肢体麻木

手指、脚趾会出现麻木感，活动受限，甚至会出现蚁行感，麻木感甚至会蔓延到其他部位。一般经过适当治疗后可以好转，但若肢体麻木较顽固，持续时间长，而且固定出现于某一肢体，并伴有肢体乏力、抽筋、跳痛时，应及时到医院就诊，预防脑卒中发生。

心悸气短

高血压会导致心肌肥厚、心脏扩大、心肌梗死、心功能不全，这些都是导致心悸气短的原因。

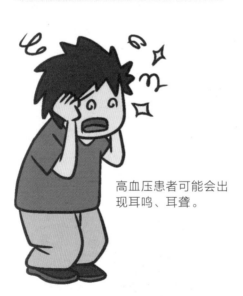

高血压患者可能会出现耳鸣、耳聋。

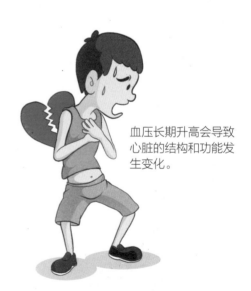

血压长期升高会导致心脏的结构和功能发生变化。

高血压对某些人"偏心"

导致血压升高的因素很多，如温度、季节等。白天人体较活跃，身体需要较多的氧和营养，相应的血液输送就多，血压就高些，而夜里睡眠时则相反。除此之外，高血压对特殊的人群是否也有所偏爱呢？

人体在冬季的血压水平比夏季高些，运动、排泄以及兴奋、紧张、愤怒的情绪变化会导致血压的升高。对于健康的人而言，暂时性的血压升高会很快恢复，而一旦出现慢性血压持续较高的状态，那就成了高血压。而高血压通常会偏爱一些特殊人群。

肥胖人群

肥胖不仅可以引发高血压，而且还可能导致冠心病、胆囊炎、关节炎等诸多全身性疾病，而这容易形成恶性循环。国内外的研究均表明，体重超标是发生高血压病的独立危险因素。体重指数 [体重（千克）／身高（米）^{2}] 每增加 1，高血压的患病风险就增加 10%，即"增重则增压，减重可降压"。

另外，肥胖与高血压的关系不仅取决于总体重，与脂肪分布也有关。通常大腹便便的向心型肥胖者患高血压的风险更高。

有高血压病家族史

父母血压均正常时，子女患高血压病的可能性为 3%；当父母均患高血压时，子女患高血压的可能性上升至 45% ~ 50%。另外，在高血压家族中，亲生子女易患高血压，而养子女就不易患，同卵双生子女间的血压相关性远高于异卵双生者。

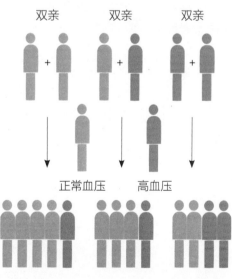

研究发现，父母有高血压史，子女发生高血压的可能性增加，20%~30% 的高血压发生与先天遗传因素有关。

大医生告诉你

大多数人一天的血压节律是：早晨起床上升，白天处于较高状态，晚上血压下降，睡眠时降到最低，其中夜间 1 ~ 3 点期间为血压的最低点。

情绪激动、精神紧张的人

脾气暴躁、精神紧张、从事脑力劳动的人群，如脑力劳动者、司机、三班倒的工人等，高血压患病率较高，要从心理方面进行调节。

饮食过咸的人

饮食过咸是造成高血压的一个重要原因，盐的主要成分是氯化钠，吃得过咸会导致体内钠过多，而钠过多会增加血管的阻力，导致心血管负担加大，这就促使血压升高。

患有糖尿病、肾病的人

糖尿病、肾病和高血压一般都会同时存在，相互影响。

一项研究显示，约80%的高血压患者伴有胰岛素抵抗，而糖尿病患者患高血压的概率可达20%～40%，是非糖尿病患者的1.7倍。另外，肾损害也是

大医生告诉你

曾有研究发现，北美阿拉斯加人每天吃盐不足4克，其血压均低于18.7/12.0kPa（140/90mmHg）；太平洋马绍尔群岛人每天食盐7克，高血压发病率为6.9%；美国人日食盐约10克，高血压患病率14%；日本南部居民每日吃盐14克，高血压患病率为21%；日本北部居民每日吃盐26克，高血压患病率高达84%。由此可见，食盐越多，高血压患病危险则越高。

患高血压的重要原因之一。

中老年人群

虽然任何人都可能患高血压，但是中老年人群依然是高血压的主要人群，老年人群中60%以上患有明显的心脑血管病，而由高血压引起的相关的心血管病占绝大多数。在65岁以上的人群中，高血压的患病率可达50%以上。

喜欢吸烟、喝酒的人

吸烟容易引发高血压、冠心病等危险性疾病，可导致心率加快，血压增高。

我国研究发现，长期饮酒的高血压患病率比一般不饮酒或很少饮酒的人高很多。而国外研究也有同样结果。限制饮酒后，收缩压可下降0.3～0.5kPa（2～4mmHg）。

运动少的人

美国的研究报告指出，长时间从事较强、较剧烈的运动（如跑步、登山、游泳等）的人群，高血压发病率比不运动或少运动的人群低30%～35%。而规律地参加有氧运动，如快走、慢跑，每周4次，每次30分钟以上，收缩压可下降0.5～1.2kPa（4～9mmHg）。

其他

饮食过量，高热量饮食（如脂肪特别是动物脂肪摄入过多），优质蛋白质、钾、钙、镁及其他矿物质元素摄入不足等也会导致血压升高。而文化水平、经济水平等，对血压的升降也有影响。

高血压的三级预防

高血压是多种心脑血管疾病的危险因素，最终会导致器官功能衰竭，目前仍是心血管疾病的死亡原因之一。"预防在先，防大于治，防患于未然"是防治高血压的基本原则。

一级预防

一级预防主要包括：合理饮食、控制体重、不抽烟、科学锻炼、保持心态平衡。

限盐：最好能按世界卫生组织建议的那样，每人每日摄盐量低于 5 克。

补钾：常吃含钾丰富的新鲜水果、蔬菜以及豆类及其制品，如土豆、香蕉、韭菜、谷类等。

补钙：常吃含钙丰富的奶及奶制品、豆类及其制品。

补优质蛋白：禽、兔及鱼类的蛋白质是比较优质的。

合理食用脂肪酸：以植物油为主，少食含饱和脂肪酸较多的肥肉和猪肉制品。

少饮酒：男性每天摄入酒精量不超过 30 克，女性不超过 20 克。

合理运动：不做剧烈的运动，每次运动不少于 30 分钟，每周 3～4 次。

二级预防

二级预防主要是让已患有高血压病的人血压降低，并使血压下降到或接近正常范围。

1. 降至18.7/12.0kPa（140/90mmHg）最为理想，超过 80 岁的老年人，可放宽至 20.0/12.0kPa（150/90mmHg）。这样可使心脑血管等并发症减少。

2. 血压已得到良好控制、没有胃肠道及其他部位严重出血者，建议服用小剂量阿司匹林，这样可保护心脑血管系统。对胆固醇高的患者，还要进行降胆固醇治疗。

3. 测量血压高峰时间段的血压，即每天上午 6～10 点、下午 4～8 点的血压。选择最佳的服药时间，控制血压升高。

三级预防

三级预防的目的是帮助高血压病患者预防或减少靶器官（心、脑、肾、眼底等）的并发症。

1. 要认真做到一级、二级预防。

2. 要进行科普宣传，医生要带头宣传，家人要向患者宣传，患者要相互宣传，使越来越多的高血压病患者了解预防心脑血管意外的科普知识。

3. 消除那些不必要、有害的忧愁、惧怕、担心及大意的心理。

4. 定期检查，按医嘱认真服药治疗。

5. 努力避免一些诱发因素，如加班、长期出差、外出旅游、酗酒、强烈的精神刺激等。

走出高血压的认识误区

虽然对于高血压的知识，很多人能侃侃而谈，但是其中还存在着许多认识不足或者有偏差，如果不能及时纠正这些误区和偏差，很可能导致病情反复或恶化。

误区一：防控高血压是个人的事情

高血压的发生与个人的生活方式有紧密的关系，如前面所说的肥胖、过量饮酒、口味儿较重、运动少、吸烟等，通过调节个人的生活方式可以在一定程度上调节血压。但是个人的生活方式与周围人是不能分开的。

拿抽烟来说，周围的朋友、家人、同事中有很多人抽烟，会在无形中增加了你吸烟的概率，这对控制血压和预防高血压带来的并发症很不利。另外，假如你不吸烟，但是周围的人吸烟，会让你直接成为二手烟的受害者，这同样对高血压的控制不利。同时，紧张的家庭气氛、家人关系不和谐等也是不可忽略的问题。

所以高血压患者要改变生活方式，需要同家人、周围的环境、社会环境在"同一战线上"，这样才能起到真正有效的作用。

误区二：凭感觉用药，根据症状估计血压

很多老年人认为，吃了降压药，不适症状没有了，那么高血压就不用治疗，降压药也可以停一停了。这种想法是非常错误的，因为血压的高低与症状的轻重不一定有关系。

很多高血压患者没有症状，而有些高血压患者由于患病时间长，适应了血压处在高水平，没有什么不适，到出现了脑出血才"感觉"到，这就太晚了。血压的高低是用血压计量出来的，不能靠感觉或估计。没有不适不代表血压不高。所以，高血压患者要定期测血压（每周至少测1次）。

被诊断为高血压后，如果是早期轻度的高血压，可以通过严格改善生活方式的方法来控制和降低血压，达标后可以不用药；而其他高血压患者越早服药获益越大。

误区三：相信"根治"高血压的"灵丹妙药"

高血压病一经确诊，绝大多数患者需要长期、终生坚持非药物和药物治疗。到目前为止，全世界还没有研制出一种药物或仪器能够根治高血压。

所以，那些宣称所谓能根治高血压的药物、仪器、偏方等，都是不科学的。如果不采用科学的方法，不但会干扰高血压的规范治疗，还会危害健康。

另外，有些人觉得西药不良反应大，不愿意长期服用西药，而去相信某些有降压效果的保健品、保健器具。实际上，这些保健食品、饮品及降压器具（如降压枕头、降压鞋垫等），大多降压效果不明显或者降压程度很轻微，不能达到治疗目标，还可能造成延误规范治疗的不良影响。

误区四：血压降得越快、越低越好

患了高血压，降压是一个很重要的生活课题，有的人认为血压高了就要赶快采取降压措施，想尽快把血压降得越低越好。其实，他们没有掌握降压治疗的原则。降压治疗的原则是：缓慢、平稳，通常要 4 ~ 12 周达到目标值。

因为血压下降过快、过低，患者会出现很多症状，如头晕、面色苍白、工作能力下降等缺血性事件的发生，严重的话还会并发脑梗死等严重后果，这对老年人来说更危险。

家属了解了高血压患者的生活习惯、心理状况及需求，要积极学习高血压防治知识，参与到生活的干预中来，这样不但有利于高血压患者的血压控制和预防，也能促进其身体健康。

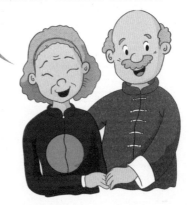

很多被确诊为高血压的患者不愿意服药，担心降压药跟抗生素一样会产生抗药性，症状不重就不用药。其实这是错误又危险的想法。一旦患了高血压，积极用药才能控制病情。

十招防治高血压

1

保持情绪稳定： 血压的调节与情绪波动关系密切，大喜、大悲、大怒都可引起血压大幅度波动，因此高血压患者应保持情绪的相对稳定。

2

定时排便： 在排便时腹压升高可影响血压。高血压患者在排便困难时可服用一些缓泻剂，平时应多食含纤维素多的蔬菜。

3

饮食要三低二高： 低动物脂肪、低糖、低钠（盐），高蛋白、高纤维素（蔬菜）。高脂、高糖及高盐的饮食是高血压的一大诱因。

4

房事要节制： 在血压波动较明显的时期应禁止同房。

5

发现不适及时就医： 血压波动较明显时，往往出现头晕、头痛、困倦、乏力或失眠等临床症状。高血压患者一旦发现身体不适，应及时就医、治疗。

6

控制体重： 体重增加会使心脏负担加重，血管外周阻力增加，导致高血压病情恶化。

7

避免在高温下长时间停留： 高温时人体出汗较多，心情也特别容易烦躁，对高血压的影响变得尤其突出。

8

定时监测血压： 血压骤然升高易引起脑卒中、心肌梗死等。如有头晕、头痛等症状，应及时自测血压。在无明显不适的情况下，一周测1～2次即可。

9

避免高空作业： 高空作业使精神经常处于高度紧张状态，易导致血压增高。

10

每天走6000步： 过剩的脂肪会加大心脏负担和血管阻力，诱发高血压。有研究显示，肥胖者体重每减少1千克，血压就会下降0.1kPa（1mmHg）。

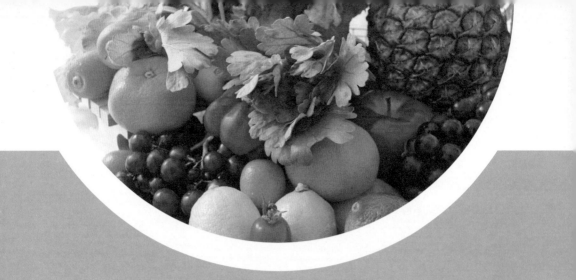

第二章
改变习惯吃掉高血压
——饮食降压法

降压第一步，改变"重口味"

盐和高血压的密切关系

盐的主要成分是钠，当人体摄入盐过多时，神经中枢会传达口渴的信号，饮水量会增加，而为了将钠保持在正常水平，肾脏会减少排尿，这就使存留在体内的水分增加。这些水分存在于血液中，导致全身血液循环量增加，血管由此受到强大的压力，血压攀升。此外，体内钠离子增加时还会通过提高血管外围阻力的方式使血压上升。

大医生告诉你

2015 年版《美国居民膳食指南》提出："要始终保持健康的饮食模式，食物和饮料的选择对健康都有影响。健康的饮食模式不仅有助于控制健康体重，保证获得充足营养素，还可减少慢病风险。"这种饮食精神和饮食态度也是每个中国人都应该具备的。

60%的高血压是盐敏感性高血压

盐敏感性高血压是指那些对盐特别敏感，因高盐饮食而引起的血压升高，通过严格限制盐摄入后血压可明显下降的高血压。其发病率随年龄增长而增高，尤其是老年人味觉减退，经常吃盐过多，这就增加了罹患高血压的风险。盐敏感性高血压防治的重点是严格限制盐的摄入，同时增加高钾食物的摄入。

高钠 = 高盐，钠和盐的换算

高盐饮食是患高血压的一大主因，还可引起糖尿病、骨质疏松、胃肠疾病等，因此改变高盐饮食势在必行。但是减盐并不是单纯只减少盐的摄入，而是减少一切含钠高的食物的摄入，高钠食物等同于高盐食物。

> 1 克钠 = 2.5 克盐　　1 克盐 = 0.4 克钠

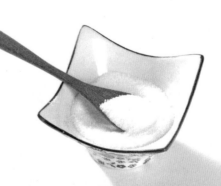

据统计，我国每人每天摄入的盐在 20 克左右，远远超出了 6 克的标准量，必须加以重视，严格限制，尤其对于高血压患者来说，低盐饮食是首先要做到的。

揪出隐藏在高钠食物中的盐

根据钠与盐的换算关系可以看出，除了盐以外，高钠食物中也潜藏着很多盐。比如，咸菜、酸菜等腌制食品，火腿肠、午餐肉、牛肉干等加工食品，薯条、薯片等膨化食品，酱油、番茄酱、蛋黄酱、沙拉酱、味噌、咖喱等调味品，过量食用这些食物及含盐调味品等同于食用了大量的盐，同样会导致钠含量超标。

世界卫生组织推荐健康成人每日摄入盐的量不超过 6 克，而对于高血压患者，我们推荐的每日摄入量不超过 5 克，这包含通过各种途径摄入的钠盐，也就是说如果菜肴中有隐藏盐，就要减少盐的量。

警惕食物本身的含盐量

食物	每100克中的钠含量（克）	盐含量（克）
牡蛎	4.62	11.55
扇贝	3.39	8.48
猪肉	1.22	3.05
菠菜	0.85	2.13
牛肉	0.83	2.08
青萝卜	0.69	1.73
油菜	0.55	1.38

大医生告诉你

2015 年版《美国居民膳食指南》明确指出"降低钠摄入"，这里是"钠"而不是盐，就已经把隐形盐考虑在内了。对于高血压患者而言，尽量少吃加工食品，减少隐形盐的摄入。另外，在购买食物的时候，一定要学会看包装食品的食物成分表，熟悉食物的营养成分，做出正确的食物选择。对于高血压患者来说，尤其要特别关注钠含量，选择钠含量低的食物。

逐渐适应淡饭淡菜

低盐饮食并不是一日形成的，如果突然停止盐的摄入，会破坏体内水分平衡，引发脱水，增加血液黏稠度。尤其对于老年人来说，由于其自身水分调节能力下降，盐分骤减使血流量降低得更多，容易引发脑梗死。

因此，减盐可分阶段逐渐递减，假如最初盐的摄入量为每日 10 克，可逐渐递减为每日 8 克，适应一段时间后再逐渐减至每日 6 克、4 克、3 克，这样更有助于平稳血压。但是需要注意的是，低钠盐中含有氯化钾，所以肾病患者，尤其是排尿功能出现障碍的患者，不宜食用低钠盐。

看看你每天吃了多少盐

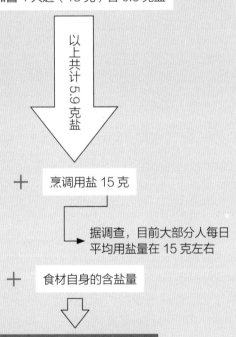

100 克面包约含钠 230.4 毫克，相当于含盐约 0.6 克

＋

100 克挂面约含钠 180.4 毫克，相当于含盐约 0.5 克

＋

薄薄的培根 1 片（约 20 克）约含钠 435 毫克，相当于含盐约 1.1 克

＋

腌萝卜 20 克含 0.9 克盐

＋

烹调中的调味料：
酱油 1/2 大匙（9 克）含 1.3 克盐
味精 1/2 大匙（9 克）含 1 克盐
番茄酱 1 大匙（18 克）含 0.5 克盐

以上共计 5.9 克盐

＋ 烹调用盐 15 克

据调查，目前大部分人每日
平均用盐量在 15 克左右

＋ 食材自身的含盐量

一天的总摄盐量超过 20.9 克

便于掌握用盐量的计量法

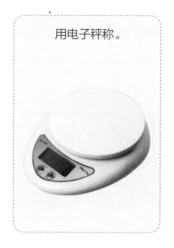

用电子秤称。

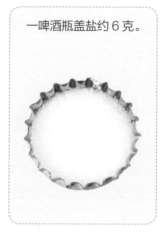

一啤酒瓶盖盐约6克。

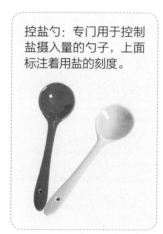

控盐勺：专门用于控制盐摄入量的勺子，上面标注着用盐的刻度。

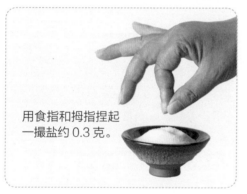

用食指和拇指捏起一撮盐约0.3克。

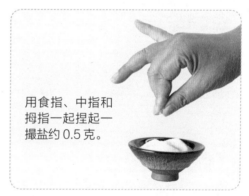

用食指、中指和拇指一起捏起一撮盐约0.5克。

在外就餐时如何避免多吃盐

1. 尽量多点蔬菜类菜品，以摄入充分的维生素和钾，有利于体内钙钾平衡。

2. 少选腌制的食物如咸鱼、腊肉、火腿、香肠、腌菜等，如果点的是套餐，则最好少吃或不吃其中的咸菜。

3. 豆瓣酱、甜面酱等酱类佐料中也含有大量盐，因此最好不选蘸酱菜。

4. 吃火锅的时候尽量选清汤锅底，多涮蔬菜，少蘸麻酱。

5. 夹菜的时候尽量沥沥汤汁，而且不要吃汤泡饭，因为汤汁中含有很多的盐分。

6. 尽量不点炒饭、炒饼、盖浇饭等加入了油和盐的主食，以清淡的粥、杂粮饭为宜。

高盐饮食还会损伤血管

长期高盐饮食不仅会使人血压升高，还会直接损伤全身各处的血管壁，引起血管硬化，导致心肌梗死、肾衰竭等疾病的发生，因此一定要养成低盐的饮食习惯，坚持少吃盐。

不影响美味的低盐烹调法

后放盐

烹饪时最好在起锅前将盐撒在食物上，这样盐附着在食物的表面，没有渗透到内部，能使人感觉到明显的盐味，又可以减少近一半的用盐量。

用酱、酱油等代替盐

酱和酱油也含有一定的盐分，在烹调肉类菜肴的时候可以适当加一点，同时不放盐或少放盐，这样菜肴既有诱人的色泽，激发人的食欲，又减少了用盐量。

用酸味代替咸味

做凉拌菜和沙拉的时候，可用醋、柠檬汁、番茄酱等酸味调味品调味，这样既减少了用盐量，又可以让菜品的味道更好。

用橄榄油或香油来增香

适当使用橄榄油和香油可增加菜肴的香味，这样即便菜的口感比较淡，也能够让人食欲大开。

加入香辛调料来调味

在菜肴中适当加入芥末、姜、胡椒、咖喱粉等香辛调料，可以增强口感，掩盖低盐后的清淡口感。

用果仁碎和香味蔬菜增加香味

做拌菜的时候，适当撒入一些芝麻、核桃碎、花生碎等果仁，可以增加香味，缓解少盐的清淡。

大医生告诉你

低钠盐可以减少钠的摄入量，对于降低高血压的患病率和防治心血管疾病有很好的效果，但是低钠盐并不适合所有高血压患者。因为低钠盐虽然钠的含量减少了，但却增加了钾离子等，这对于某些人，比如血钾水平过高、排钾功能障碍者是极其不利的。因此，肾功能不全者、服用普利类及沙坦类降压药物以及服用螺内酯的高血压人群不宜食用低钠盐。

低脂饮食，减少脂肪和胆固醇的摄入

饮食太油腻易患高血压

在所有的食物中，油脂的单位热量是最高的，1克油脂可产生9千卡（1千卡=4.2千焦，即37.8千焦）的热量；而身体每累积7700千卡的热量，就会增加1千克的体重。

若以每天多吃进1匙（约15克）油计算，则每天多摄入热量135千卡，一个月后体重就会增加800克左右，一年就会增重近10千克。"一胖百病生"：高血脂、高血糖、高血压、冠心病和脑梗死等"富贵病"就会随之而来。

饮食太过油腻除了会造成脂肪沉积导致肥胖以外，还会增加饱和脂肪酸含量，使人体氧化负担过重，造成一氧化氮的生物活性降低，这也是造成血压增高的重要原因。

与此同时，研究也发现，调整饮食结构对于改善高血压也是很有帮助的。

脂肪也有好坏之分，不能一概而论

摄入过量脂肪易造成肥胖、高脂血症等，增加患高血压的概率。但脂肪也分很多类，有不可过量摄取的脂肪，也有对身体产生积极作用的脂肪，其划分标准主要在于构成脂肪的脂肪酸。

构成脂肪的脂肪酸，按有无双键可分为饱和脂肪酸与不饱和脂肪酸，其中不饱和脂肪酸按双键数目还可进一步分为单不饱和脂肪酸与多不饱和脂肪酸。其中对身体不利，会明显升高血液总胆固醇水平的是饱和脂肪酸。

脂肪酸	按双键数目分类	饱和脂肪酸：动物性脂肪中含量高	
		不饱和脂肪酸	单不饱和脂肪酸
			多不饱和脂肪酸
	按人体能否自行合成分类	必需脂肪酸	α-亚麻酸（ω-3脂肪酸）
			亚油酸（ω-6脂肪酸）
		非必需脂肪酸	

因此，高血压患者应减少饱和脂肪酸的摄入量，尤其要减少动物性脂肪如猪油、猪肥肉、黄油、肥羊、肥牛、肥鸭、肥鹅等的摄入，以预防血脂异常，防止高血压病情的进展。

同时，还要注意适当增加不饱和脂肪酸，尤其是单不饱和脂肪酸的摄入，建议高血压患者可以适当多摄入一些富含单不饱和脂肪酸的橄榄油、茶籽油、亚麻籽油、大豆油、葵花籽油和坚果类食物等油脂，以及带鱼、金枪鱼、三文鱼等鱼类。

高热量、高脂肪的食物要少吃

高血压患者在饮食中一定要注意少食高热量、高脂肪食物，主要包括以下几类食物。

动物脂肪	包括肥肉块、奶油、鱼油、蛋黄等
植物油脂	包括花生油、豆油、菜籽油、色拉油等
人造油脂	如人造黄油、人造奶油、人造可可油等
主食	主要包括精白粉、大米和糯米等细粮
糖类	包括白糖、红糖、冰糖、糖果、巧克力等
饮料类	包括啤酒、汽水、果汁、速溶咖啡等
油炸、焙烤类食品	如方便面、焙烤食品（面包、糕点、饼干）、速冻食品、炸鸡块、牛肉干、火腿肠等
零食类	如炸薯条、虾片、果仁、冰激凌及其他油炸膨化食品
快餐	比萨、汉堡包等

每天摄取的胆固醇少于300毫克

在日常饮食中，高血压患者需要特别注意每天摄入的胆固醇量，最好每天胆固醇的摄入量少于300毫克。因为食物中的胆固醇会影响新陈代谢，使血液胆固醇含量增高，进而使血压升高。

建议高血压患者在日常饮食中尽量少吃或不吃富含胆固醇的食物，如动物内脏、蛋黄、鱼籽、蟹黄、鱿鱼等。

选择对血管有益的植物油

动物油中饱和脂肪酸的含量较高，可加剧动脉粥样硬化，对高血压患者有加剧病情的作用，因此不宜食用。最好选择不饱和脂肪酸含量较高的植物油，比如大豆油、玉米油、红花油、葵花籽油、橄榄油等，对于控制血脂、血压更有益。2015 年版《美国居民膳食指南》中也将上述植物油列入建议食用的范围。

减少吸油量的小妙招

①	**用不粘锅烹调**	煎、炒食材的时候可以选择不粘锅，不粘锅只需用很少的油就能烹调菜肴，可比普通锅少用油
②	**用蔬菜高汤代替油**	用香菇、胡萝卜、枸杞子等熬制高汤，热量很低，在炒菜、炖菜的时候淋入高汤代替油，可以达到少吃油的目的
③	**切大块**	食材切得过细过小，接触油的总面积就变大了，会增加吸油量，因此食材要尽量切大块

建议每人每天摄入植物油不超过 25 克，除了要控制用量，还要注意烹调时油温不要太高，以免产生有害物质。

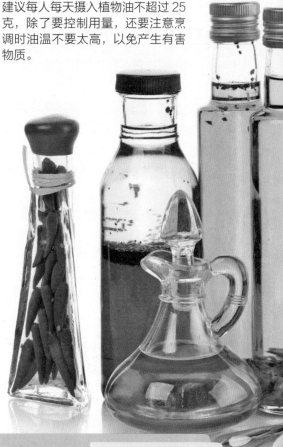

坚果虽好，但要适量

众所周知，坚果是健康零食，其往往富含维生素 E、叶酸、B 族维生素、钾、钙、镁、锌、不饱和脂肪酸等多种营养成分，对身体健康有多方面的好处，适量吃一些坚果对于血压的控制是有好处的。

但坚果的热量和脂肪含量也非常高，尤其是油脂类坚果，其油脂含量一般在 40%~80%，常见的核桃、榛子、杏仁、松子、花生、葵花籽等坚果都在这个范围之内，多吃会大大增加热量的摄入，反而不利于血压的控制。坚果可以吃，但一定要控制量，以每周 50 克、每天一勺的量最为理想。

肉当然要吃，重在怎么选怎么吃

肉是蛋白质、脂肪、铁等营养素的主要来源，在饮食中不可或缺。吃肉要有所选择，以避免摄入过多饱和脂肪，导致血液黏稠度增加，血流变慢，进而增加罹患高血压、高血脂、糖尿病、动脉硬化等疾病的概率。

"白肉"优于"红肉"，以"瘦"为先："白肉"是指鱼类和鸡肉、鸭肉等禽类肉。"红肉"是指猪肉、牛肉、羊肉等。相比而言，"白肉"比"红肉"的脂肪含量低，不饱和脂肪酸含量较高，对预防血脂异常、血压升高具有重要作用。因此，在日常饮食中不妨将"白肉"作为肉类的首选。

当然，"红肉"不是不能吃，而是要适量地吃，在选择"红肉"时，应尽量选脂肪含量低的纯瘦肉。

瘦肉不是零脂肪，不同部位脂肪含量不同：瘦肉的脂肪含量低于肥肉的脂肪含量，但瘦肉也含有隐性脂肪，食用的时候也要控制量。不仅如此，瘦肉的脂肪含量因种类不同而不同，以 100 克肉为例，脂肪含量由高到低分别为猪瘦肉、牛瘦肉、羊瘦肉。而对于同一种类的肉来说，不同部位的肉脂肪含量也不同。

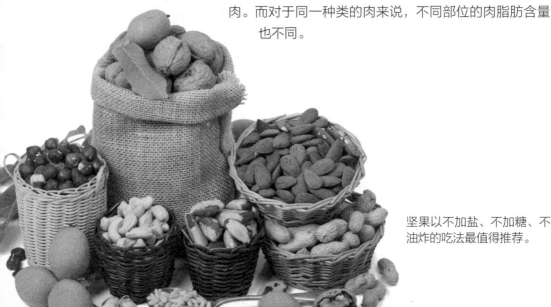

坚果以不加盐、不加糖、不油炸的吃法最值得推荐。

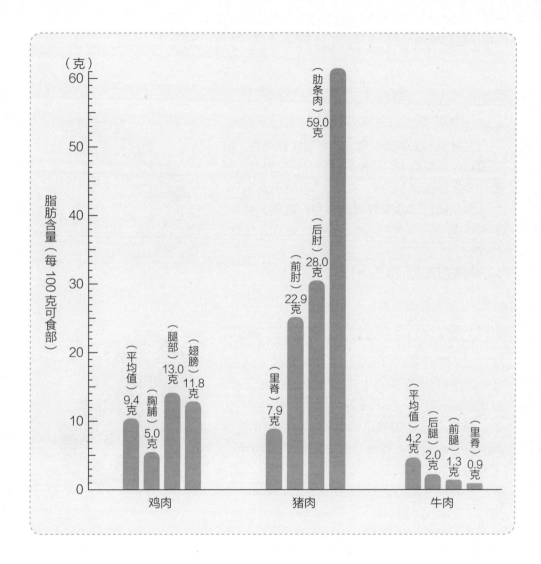

选择少脂的烹调方式： 烹调肉类时，采用蒸、煮、炖等方式，减少用油。烹调前，还可以先将生肉上看得到的脂肪剔除掉。

另外，肉类在烹饪前可先用开水断生，具体做法为：先将肉按照实际需要切成丁、条、丝、片等形状，再入沸水中焯烫片刻，煮至肉色转白，漂起后捞出即可，这样既可以去除肉中的多余脂肪，也会减少烹制过程中的吸油量。

入口时也要把好关： 吃肉的时候，最好把皮和皮下脂肪去掉，炖肉时要将漂浮在表面的油脂去掉。在吃牛排、猪排等大块肉时，为避免吃入过量的肉，可将肉切成小块，这样看起来分量较足，但吃进去的肉量会比吃大块肉少，摄入的脂肪量也相应减少。同时，吃肉类的时候要多搭配一些新鲜蔬菜，以保证营养均衡。

与降压有关的营养素

优质蛋白质：增强血管弹性

适量摄入优质蛋白质，能增强血管弹性，降低高血压的发病率；即使高钠饮食，只要摄入适量的高质量的动物蛋白，血压也不容易升高。

优质蛋白质含量较高的食物：鱿鱼、黄豆、虾皮、花生、牛肉、鸡肉、鲤鱼、鸭肉、核桃、鸡蛋等。

每天摄入量：每千克体重 1 克。

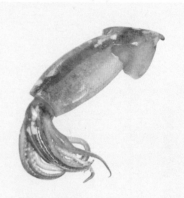

维生素 C：降低血脂，使血流畅通

维生素 C 能有效抗氧化，保护血管，还能促进胆固醇转变成胆酸排出体外，降低血清胆固醇，从而使血流畅通，使血压得到良好控制。

维生素 C 含量较高的食物：绿色蔬菜、番茄、橘子、柠檬、橙子、草莓、樱桃、猕猴桃、葡萄柚等。

每天摄入量：60 毫克，相当于 1 个葡萄柚。

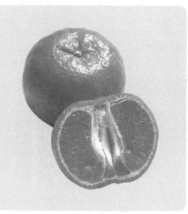

维生素 E：保障一氧化氮的供应

维生素 E 是抗氧化剂，通过保障体内能舒张血管的一氧化氮的供应（一氧化氮能强有力地调节血压），使血压稳定。

维生素 E 含量较高的食物：葵花籽、芝麻、榛子、麦芽、大豆、杏仁、花生等。

每天摄入量：60 毫克，相当于 80 克葵花籽。

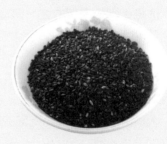

ω-3脂肪酸：舒张血管

ω-3脂肪酸可提升体内一氧化氮水平，能更好地舒张血管平滑肌，使血液流通顺畅，从而降低血压。

ω-3脂肪酸含量较高的食物： 鲑鱼、金枪鱼、凤尾鱼、鲟鱼、核桃、橄榄油、大豆油、葵花籽油、蜜桃、豆角等。

每天摄入量： 每天800毫克。

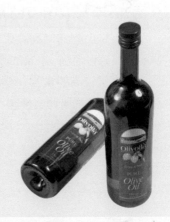

芦丁：抑制使血压上升的酶的活性

芦丁能保护微血管，增加血管壁的弹性，使血液流动顺畅；同时，芦丁还可以抑制使血压上升的酵素活性，从而达到降压作用。

芦丁含量较高的食物： 荞麦、茄子、酸枣、葡萄、山楂、柠檬、樱桃、红酒等。

每天摄入量： 50~70微克，相当于洋葱100克、红酒50毫升。

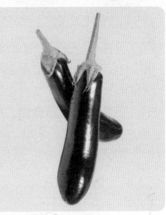

钾：促进钠的代谢与排出

体内钠过量会导致水分潴留，进而产生水肿、血液量上升、血压升高等症状，钾有利于钠的代谢与排出，因此具有调节血压的作用。

钾含量较高的食物： 糙米、香菇、杏仁、杨桃、香蕉、桃子、橙子、龙眼、猕猴桃、南瓜、茼蒿、菠菜、空心菜、圆白菜、韭菜、胡萝卜、茶等。

每天摄入量： 2000~2800毫克，相当于4~5根香蕉。

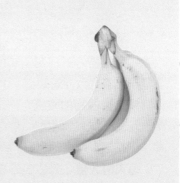

硒：辅助制造前列腺素

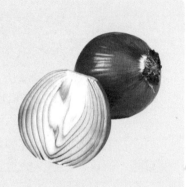

硒可辅助制造前列腺素，延缓老化，预防动脉硬化，降低血糖，扩张血管，降低血压。

硒含量较高的食物： 糙米、燕麦、大蒜、洋葱、南瓜、动物肝肾、瘦肉、海鲜等。

每天摄入量： 50~70 毫克，相当于洋葱 100 克、燕麦 70 克。

钙：强化动脉，降低血脂

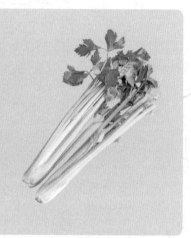

血液中的钙具有降低血脂、预防血栓的作用，同时也可以强化、扩张动脉血管，达到降低血压的功效。

钙含量较高的食物： 芹菜、菜花、甘蓝、紫菜、黄豆、豆腐、牛奶、酸奶、小鱼干、虾米等。

每天摄入量： 800 毫克，相当于 800 克牛奶。

镁：强化心脏功能，降低动脉硬化率

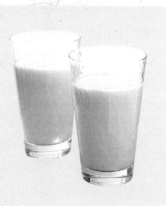

镁是维持心脏正常运转的重要元素，体内镁含量不足会导致血管收缩，进而使血压上升。

镁含量较高的食物： 燕麦、糙米、紫菜、海带、花生、核桃、牛奶、黄豆、鲤鱼、鳕鱼、大蒜、无花果、柠檬、苹果、香蕉、巧克力等。

每天摄入量： 男性 360 毫克，相当于 150 克花生；女性 336 毫克，相当于 140 克花生。

锌：稳定血压

研究发现，人体内锌、镉的比值降低时血压会上升，增加锌的摄入量能防止镉增高而诱发的高血压。

锌含量较高的食物： 牡蛎、虾米、蛋黄、泥鳅、黄鳝、无花果、沙丁鱼、豌豆、紫皮茄子等。

每天摄入量： 12～15毫克。

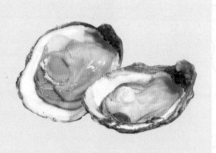

胆碱：代谢脂肪，预防动脉硬化

胆碱可代谢脂肪，分解血液中的半胱氨酸，保护血管健康，预防动脉硬化，降低血压。

胆碱含量较高的食物： 全谷类、圆白菜、菜花、牛肉、蛋黄、豆类、乳制品、各种坚果以及酵母菌等。

每天摄入量： 500～800毫克，相当于鹌鹑蛋30克、猪肝40克。

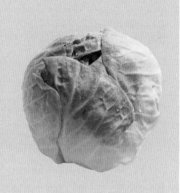

烟酸：扩张血管、促进血液循环

烟酸，即维生素B_3，有降低胆固醇、甘油三酯的功能，同时可以扩张血管、促进血液循环，有利于降低血压。

烟酸含量较高的食物： 糙米、小麦胚芽、香菇、芝麻、花生、酵母、动物内脏、牛肉、猪肉、鸡肉、乳制品、绿豆、鱼类、紫菜等。

每天摄入量： 25～35克，相当于120克猪肝。

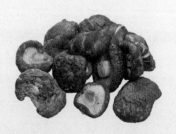

亚油酸：促进前列腺素合成

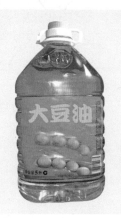

亚油酸与其他成分组合可以合成前列腺素，参与机体代谢和血液循环；前列腺素有抗血栓、抗凝血与扩张血管的作用，可维持血流畅通，降低动脉压。

亚油酸含量较高的食物：燕麦、黄豆、黄豆油、月见草油、葵花籽油、橄榄油、大豆油等。

每天摄入量：依据个人体质而定。

黄酮：抗血栓，有效调节血压

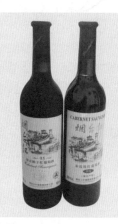

黄酮有抗氧化作用，还能降低血清总胆固醇的含量，预防动脉硬化，同时具有抗血栓、扩张血管、加强血管壁弹性等作用，可使血流畅通，达到调节血压的目的。

黄酮含量较高的食物：胡萝卜、菜花、洋葱、黄豆、柳丁、番茄、橘子、柠檬、草莓、苹果、葡萄、红酒、红茶、银杏、黑巧克力等。

膳食纤维

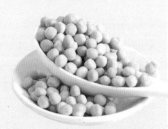

膳食纤维能吸附体内多余的钠盐，促使其排出体外，从而达到降血压的目的。同时，膳食纤维还能防止便秘，减少机体对胆固醇的吸收，减少其在血管壁上的沉积，防止血管硬化，保持血管弹性，这些对于控制血压升高都有重要意义。

膳食纤维含量较高的食物：裙带菜、薯类、大豆、豌豆、黑豆、红豆、燕麦、荞麦等。

高血压患者补充水分有窍门

合理补充水分对于高血压患者来说很重要，因为水分摄入过少会导致血液浓缩，黏稠度增高，容易诱发脑血栓的形成。高血压患者可以通过合理饮水的办法来减少脑卒中的发病率。

虽然喝水有益于高血压患者，但是也不能一次喝下太多的水，否则水分会快速进入血液，可能会出现血压升高、头晕、恶心、呕吐等一系列症状。而且水喝得太多还会增加心脏及肾脏的负担。

判断身体是否缺水可观察尿液的颜色，人的尿液为淡黄色，如果颜色太浅，可能是水喝得过多，如果颜色偏深，则表示需要多补充一些水分了。

每天喝水时间安排

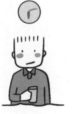

早晨
每天早晨起床时，喝一杯温开水，以促进胃肠的蠕动，排出宿便。

晨练后
早晨外出锻炼回家后，喝一杯水，以补充运动中流失的水分。

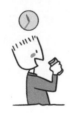

下午
下午，每过一个小时就适当喝点水。

沐浴前
沐浴前喝一杯水，因为沐浴时体温的升高能促进身体排汗，同时排出体内的废物。

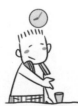

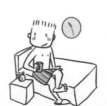

浴后
沐浴后再喝一点水，补充身体流失的水分。

睡前
睡前喝一点水，有助于清除体内的毒素。

需要注意的是，高血压患者喝水应以白开水为主，尽量不饮用含糖的饮料；也可以喝些淡茶水，因为茶水中含有丰富的矿物质，有利于血压的控制。

戒烟，限酒，注意咖啡因

尼古丁刺激心脏、升高血压

吸烟对血压的影响很大。因为烟草中的尼古丁、烟焦油、一氧化碳、氨及芳香化合物等有害成分会进入体内，长期吸烟会逐步造成内皮细胞受损、心率增快、肾上腺素分泌增加，使血压暂时性升高。此外，香烟中的一些化学成分还有收缩血管等功效，导致血压进一步升高。

对于已经患有高血压的人群来说，烟草还会使机体对降压药物的敏感性明显降低，抗高血压治疗不易获得理想效果，即使加大用药量，治疗效果也往往比不吸烟者差。

戒烟小技巧增加戒烟成功率

1

为自己安排一些喜欢的体育活动，如游泳、跑步、钓鱼、打球等，既可以缓解压力，又可以转移注意力。

2

丢弃和吸烟相关的东西，如香烟、烟灰缸、火柴、打火机等，避免见到就条件反射地想要吸烟的物品，且要远离经常吸烟的场所和活动。

3

感觉头痛、头晕、困倦疲劳的时候，简单运动一会儿，或者休息一会儿。

4

把戒烟的想法告诉家人和朋友，获取他们的鼓励、支持和帮助。

5

犯烟瘾的时候，可以通过刷牙、吃口香糖、喝水等方式来缓解烟瘾。

过量饮酒导致血压不稳定，不易控制

　　饮酒是引发高血压病的危险因素之一，酒不仅会使血压升高，而且增加热量的摄入，还会引起体重增加，降低抗高血压药物的效果，所以高血压患者应远离酒精。

饮酒会导致血压升高

　　血压水平与饮酒量呈正比，饮酒越多者，血压水平就越高，尤其是收缩压。资料显示，长期坚持每天饮酒 30 毫升，其舒张压可升高 0.3kPa（2mmHg），收缩压可升高 0.5kPa（4mmHg），高血压的患病率为 50%；每日饮酒 60 毫升，舒张压可升高 0.3 ~ 0.5kPa（2 ~ 4mmHg），收缩压可升高 0.8kPa（6mmHg），高血压的患病率明显升高。

过量饮酒很伤肝脏

　　酒的主要成分是乙醇，而肝脏是乙醇代谢的主要器官，过度饮酒会让肝脏超负荷运转，酒精性肝病是长期酗酒所致的酒精中毒性肝脏疾病，包括脂肪肝、酒精性肝炎和酒精性肝硬化。因此，不饮酒或少饮酒也是对肝脏的一种保护。

喝酒脸红者更易患高血压

　　长期大量饮酒是一个已知的高血压风险因子，而喝酒脸红的人患高血压的危险则更大。

　　喝酒后易脸红常见于人体无法分解乙醛的人群。酒精会导致外周血管扩张，减少主要器官的血流量，为此机体可能会产生导致血压上升的某些激素，进而使血压上升。

　　因此，喝酒脸红者更应少饮酒，以防止高血压病的发生。

咖啡因能使血压升高 0.7 ~ 2.0kPa（5 ~ 15mmHg）

　　咖啡因可使血压升高，一般而言，当摄入的咖啡因超过一定的量时，会使血压上升 0.7 ~ 2.0kPa（5 ~ 15mmHg），如血压为 16.0/8.0kPa（120/60mmHg）者，在摄取咖啡因后，其血压可能上升至18.0/10.0kPa（135/75mmHg），这种上升的幅度，对于正常人来说没有大碍，但是对高血压者可能不利。

咖啡因本身能使血压上升，若是再加上情绪紧张，就会产生危险性的相乘效果。

而且有研究显示，在工作压力、情绪压力的作用下，咖啡因会把血压推高至不利于健康的程度，尤其是有家族高血压病史的人，在摄取咖啡因后，血压上升最多。因此，高血压患者喝富含咖啡因的饮料要慎重，尤其要避免在工作压力、情绪紧张的时候喝，以免产生不利影响。

大医生告诉你

茶叶中含有咖啡因等物质，能使心率增快、心脏输出量增加而引起血压升高，生活中有些人饮茶后有头晕、头痛的反应，可能就是血压升高所导致的。

在各类茶叶中绿茶咖啡因含量最低，茶多酚较多，茶多酚则可以消除咖啡因，因此高血压患者可适当饮一些绿茶，以清淡为好，不要喝浓茶。

血压控制得好的人，可以适当喝咖啡：咖啡富含咖啡因，但同时也富含矿物质和抗氧化成分等，咖啡和任何食物一样，都是过犹不及，喜欢喝咖啡的高血压患者可以在血压控制好的前提下适量喝，但需要注意：将每天摄入咖啡的量控制在200毫升以内；不要喝太浓的咖啡；不要天天喝。

不宜喝含咖啡因的可乐等高热量饮料：可乐等碳酸饮料中含有咖啡因，而且热量较高，任何人多喝都会对健康产生不利影响，高血压患者更不宜喝咖啡，否则会增加肥胖、缺钙等风险。

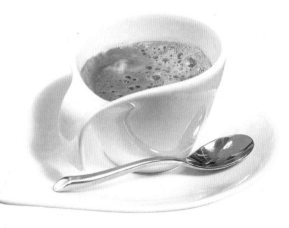

喝咖啡的时候尽量不要添加糖、奶油、巧克力等，以免摄入反式脂肪酸，引发肥胖。

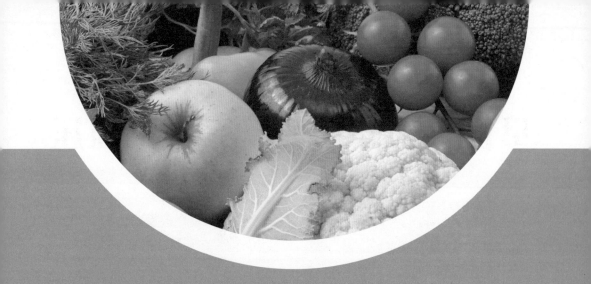

第三章
定制三餐稳步降血压
——高血压日常饮食原则

早餐要"全"，避免清晨高血压

早餐品种丰富，营养均衡

　　早餐是一天中最重要的一餐，对高血压人群来说更是如此。早餐不能只看重数量而无质量，不仅要吃，还要吃饱、吃好。这里的饱不能只是生理上的，更要保证营养上的"饱"——营养均衡。

　　一顿营养丰富的早餐应该包括主食、粥等碳水化合物，肉类、鸡蛋、牛奶等动物性食品，以及豆浆、新鲜蔬菜和水果。

营养早餐搭配技巧

　　选择主食或粥时，尽量要搭配一些膳食纤维含量高的粗杂粮；吃了主食再喝牛奶或豆浆，有利于钙的吸收；肉食可以直接吃一些提前炖煮好的熟食，也可以做一些方便加工的培根类；蔬菜不必太多，但不宜缺少；早上的水果是黄金，早餐吃些水果，营养功效会更好。

保证能量供给

　　早餐中除了要注意各种营养素的供给外，也要注意能量的供应，一般来说，早餐的热量应占全天总热量的 30%～40%。

健康早餐应具备四大元素

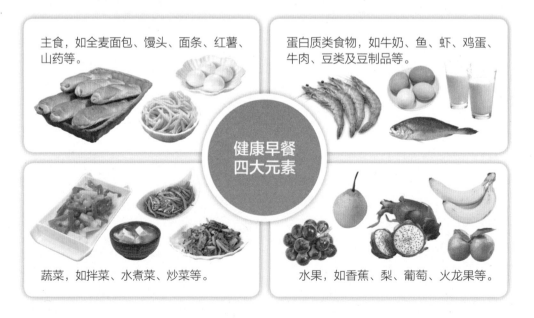

主食，如全麦面包、馒头、面条、红薯、山药等。

蛋白质类食物，如牛奶、鱼、虾、鸡蛋、牛肉、豆类及豆制品等。

健康早餐四大元素

蔬菜，如拌菜、水煮菜、炒菜等。

水果，如香蕉、梨、葡萄、火龙果等。

早餐是最应该用心的一餐，不吃早餐危害重重，高血压患者不仅不能省略早餐，而且一定要吃有质量的早餐。健康的早餐应具备四大元素：主食、蛋白质类食物、蔬菜和水果。

宜软不宜硬，干稀都要有

清晨，人体的脾脏还处于困顿、呆滞的状态，常常胃口不开、食欲不佳，尤其是老年人。因此，早餐不宜进食油腻、煎炸、干硬以及刺激性大的食物，而宜多吃易消化的温热、稀软食物，如热牛奶、热豆浆、汤面、馄饨、鸡蛋羹等，最好能喝点粥。

杂粮粥怎么喝

既然是杂粮粥，就一定要本着以"杂"为主的原则，这个"杂"主要体现在以下两点。

一是选料宜杂，可根据不同杂粮所含的营养及个人需求进行搭配。

二是要经常变换花样，不要只喝一种杂粮粥。

因此，建议高血压患者在熬粥时，不妨每次选取 1 ~ 2 种谷物类食材、1 ~ 2 种杂豆类食材，再搭配上一些红薯、南瓜、胡萝卜等，种类多，颜色愈多，营养也会更丰富。

少一些精细主食，多些杂粮

现代人的饮食往往都吃得太过精细，不管是精白粉做的馒头、饼、面条等面食类，还是精白米做的米饭、大米粥等，其中的营养成分经过一道道的加工程序，能真正进入人体的已经很少，导致体内某些营养成分摄入不足，人体免疫力下降，才会被多种疾病乘虚而入。

在饮食中适当增加一些杂粮，不但有助于补充营养，增强机体抵抗力，更是保持身体健康、远离疾病的好办法。

现代研究发现，杂粮富含膳食纤维、维生素和矿物质等，能为机体补充多种营养。不同类型的杂粮还各有功效，比如表皮红色、紫色、黑色的富含花青素，黄色的能补充类胡萝卜素等。

变着花样喝杂粮粥，促进脂肪代谢

喝粥是我国人民的养生传统，且粥具有原料多、营养全、黏软细烂、好消化等特点，因而一直深受人们的喜爱。

高血压人群喝粥时，最好多加上一些杂粮，因为杂粮中不仅富含膳食纤维，而且不同的杂粮中往往还含有其特色营养成分，如燕麦中富含 β - 葡聚糖，荞麦中含有亚油酸，小米中含有色氨酸，这些成分对于高血压患者都非常有好处，因此不妨平时经常适量喝一些杂粮粥。

早餐应补充维生素

烟酸、维生素 B_6 等 B 族维生素，有利于大脑的正常运作；维生素 C 可以促进胶原蛋白的合成，对大脑具有保护作用。因此，对于经常操作电脑或伏案工作的上班族来说，早餐中维生素也是不可缺少的。

吃点鸡蛋、牛肉、鱼肉补充蛋白质

早餐适当地吃一些鸡蛋、牛肉、鱼等含有丰富蛋白质和脂肪的肉类，不仅可以补充蛋白质，还有助于提高新陈代谢，促进机体各功能的运转。

鸡蛋蛋白质中含有人体所有必需的氨基酸，是优质蛋白质的绝佳来源；牛肉中蛋白质不仅丰富，100 克牛里脊就可产生 22 克一流的蛋白质，而且其氨基酸组成更接近人体需要，能提高机体抗病能力；鱼肉中不仅含有大量的优质蛋白，而且脂肪含量低，且纤维细而软，更易于消化。

来点儿清淡少油的小拌菜或水煮菜

一天至少要吃 500 克蔬菜，而中午常常吃快餐，新鲜蔬菜更是少得可怜，所以早餐中蔬菜就更不可少了。

早餐可以来点儿清淡少油、又好做的小拌菜或水煮菜，如水煮白菜、拌芹菜、菠菜汤等，量不需要太多，就能达到既补充维生素又调节口味的目的；如担心早上来不及做，可在头天晚上先稍做加工，放在冰箱里，第二天稍加工即可，如将芹菜、圆白菜用水焯好，吃时拌点油和盐即可。

此外，也可将新鲜的蔬菜、水果一起榨成汁饮用，注意不要过滤，最好带渣一起饮用。

7 ~ 8 点是最佳早餐时间

对于高血压患者来说，早餐的时间也是很重要的，一般来说 7~8 点是吃早餐的最佳时间，因为经过早起后的少量活动，这时人的食欲最旺盛。

此外，早餐与中餐以间隔 4~5 小时为好。如果早餐较早，那么早餐数量应该相应增加，或将午餐时间相应提前；反之如果早餐时间较晚，则其数量宜相应减少。

选择营养密度高的食物

营养密度就是一定量食物中某种微量营养素的数量和其中所含热量的比值。2015 年版《美国居民膳食指南》中就特别提到了这个概念。

我们说食物要多样化，单独强调哪一种食物都是不科学的，而营养密度就为我们在选择食物的时候提供了一个标准，那就是选择营养密度高的食物。

比如在热量大同小异的前提下，要优选膳食纤维和维生素含量高的食物。

外食族边走边吃会加大血管压力

对学生或上班族来说，为了赶时间，早餐往往都是在外"应付"了事，甚至还有人养成了边走边吃的坏习惯，这是很不利于身体健康的，对于高血压患者的影响就更大了。

马路上尘土飞扬，又有汽车尾气污染，会使更多的灰尘进入口腔。边走边吃，呼吸不均匀，会将更多的空气带进肠胃，食物吞咽的阻力加大，肠胃负担加大，影响食物的消化和吸收，还易发生呛食、噎塞等意外。

此外，站着吃东西或边走边吃，会给心血管系统增加额外负担，对于高血压患者来说，无疑是一种雪上加霜的行为。

早餐前要注意补水

经过一夜睡眠，机体通过排尿、皮肤、呼吸消耗了大量的水分和营养，早上起床后往往处于一种生理性缺水状态。因此，早起后要先注意补水，适量喝一些温开水，既可补充生理缺水之需，又可清洁人体器官、稀释血液，对于晨起血压高的状况也有一定的改善作用。

早餐没吃水果，上午 10 点左右补上

上午 10 点左右，由于经过一段时间紧张的工作和学习，碳水化合物基本上已消耗殆尽，此时吃个水果，其果糖和葡萄糖可快速被机体吸收，以补充大脑和身体所需能量，而这一时段恰好也是身体吸收能量的活跃阶段，水果中大量的维生素和矿物质，对新陈代谢具有非常好的促进作用。

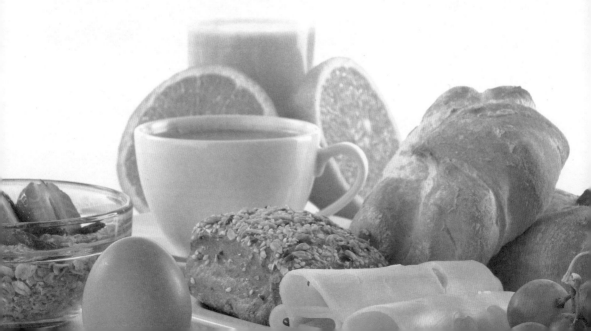

午餐要"杂"，稳定血压降血脂

午餐品种要丰富

上班族往往没有太多时间做一顿丰富的午餐，甚至更多的都是直接在外面解决，因此很多人会草草解决午餐，简单对付一下即可，如吃一碗面条，甚至是吃点零食和水果就解决了。

面条当午餐确实方便，但蛋白质、脂肪摄入量不足，矿物质、维生素等营养素更是缺乏；以零食和水果当午餐其营养可能更少。这种吃法不仅会使机体的营养需求得不到满足，还会影响晚餐，使晚餐吃得更多，打破了一天的营养和热量的需求平衡。

米饭中掺入杂粮、蔬菜和芝麻

主食在膳食结构中具有重要地位，吃足够的主食对维持膳食平衡及合理营养具有重要意义。其中，米饭是大部分人每天都离不开的主食，但是其营养成分相对单一，而且较为单调。

如何给自己一个更加丰富的午餐主食呢？一个好办法是，在米饭中掺入一些杂粮或蔬菜，其营养价值就会提高很多，而且还可增强控压作用。

每天做饭时，加入一把糙米、燕麦、小米、黑米、红小豆、红薯或芋头等谷类、豆类、薯类，当然也可加入橙色的胡萝卜、黄色的玉米粒等其他自己喜欢的一些食材，粗细搭配，不仅富含膳食纤维、矿物质等营养素，色泽、口感也会更丰富、更诱人，同时还有降低胆固醇、降低餐后血糖和血脂、减少心脏病发作和脑卒中概率等作用。

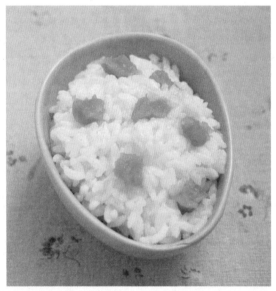

午餐的米饭中适量加入一些豆类、薯类或芝麻等杂粮，不仅有助于改善纯米饭的单调乏味，同时也使营养成分更丰富，增加了降压功效。

选择高膳食纤维的蔬菜帮助排钠

膳食纤维对人体有着多方面的作用：首先，可以调整糖类和脂类代谢，进而防止血压上升；其次，还能与胆盐结合，避免其合成为胆固醇沉积在血管壁上而升高血压；此外，还有助于促进钠的排出，降低血压。

人们一般都在午餐中摄入了最多的热量、脂肪和盐分，为了避免这些成分过多地在体内滞留，就需要摄入适量膳食纤维。建议午餐中不妨多选择一些海带、山药、洋葱、香菇、芦笋、芹菜等高纤维蔬菜。

吃点菌菇，营养又降压

研究发现，菌菇中含有多种营养成分，尤其是酪氨酸酶，对降低血压很有好处，可以说是高血压患者的天然降血压食品。如香菇中含有丰富的钾、钙等，还含有核糖类物质，可抑制肝脏内胆固醇的增加，促进血液循环；金针菇中赖氨酸的含量特别高，含锌量也比较高，同时也是一种高钾低钠食物，特别适合高血压患者、肥胖者和中老年人食用。

此外，平菇、猴头菇、杏鲍菇等也含有很多营养成分，在午餐中适量加入，不仅有助于丰富我们的午餐，同时也是降压的好选择。

最适于高血压人群的四大烹调方式

清蒸： 最能保持食物的原汁原味、保留食物营养。

煮炖： 煮炖是将处理好的原料放入足量汤水中，至原料成熟时再出锅。这种烹调方法比较温和，水分不易流失，对营养素的损害比较小，但是必须控制好火候。

凉拌： 新鲜的蔬果富含纤维素和维生素 C。不经过加热生吃，或在加热后使其冷却，再加入调味料的烹调方法，可更好地保存食材原有的营养成分，同时也可减少油脂的摄取量。

炒、爆、熘： 除蔬菜以外，挂糊或上浆是不可缺少的工序。原料表面裹上稀薄的蛋清和淀粉，与热油接触以后，表面形成一层保护膜；且加热时速度快、时间短，其中的水分、香味物质和营养素不易损失，可使菜肴鲜嫩。

低脂肪肉食是高血压患者的好选择

午餐中肉、蛋、鱼都可以有，但高血压患者最好选择那些低脂肪类肉食，如鱼肉、鸡肉、牛肉、羊肉、排骨、猪瘦肉等，而应远离牛、猪的五花肉，以及熏肉、动物油、油浸沙丁鱼等高脂肪类肉食。

每周吃 1 ~ 2 次鱼

高血压患者在午餐中要注意适度增加吃鱼的频率，每周保证 1 ~ 2 次，有助于提升高密度脂蛋白的水平，这种物质有利于清除动脉壁上多余的胆固醇，不仅可降低普通人患心血管病的风险，对于高血压患者改善血管、稳定血压也很有好处。

不吃肉时，豆类及其制品是很好的替代品

大豆蛋白质含量非常高，而且是非常优质的植物蛋白质，有"地里长出来的肉"之称号。

用大豆代替一部分动物性食品，在获得优质蛋白质的同时，还可避免因食用动物食品而摄入过多的脂肪和胆固醇，从而降低了患高血压的风险。

所以，在日常午餐中适当添加一些大豆，对于高血压的防治是很有好处的。

需要提醒的一点是，大豆的蛋白质含量为 35% 左右，整粒熟大豆的蛋白质消化率仅为 65.3%，但加工成豆浆可达 84.9%，加工成豆腐可提高到 92% ~ 96%。所以，在日常生活中，不仅要适当吃一些整粒的大豆，同时还要注意适量食用一些大豆制品。

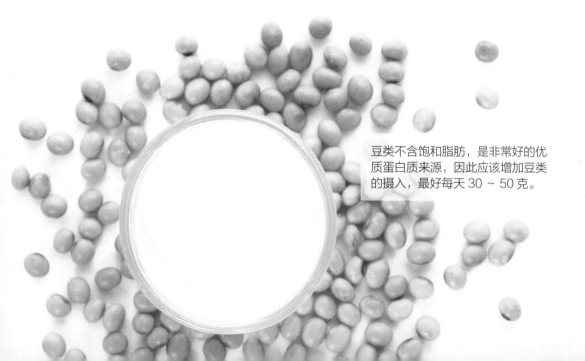

豆类不含饱和脂肪，是非常好的优质蛋白质来源，因此应该增加豆类的摄入，最好每天 30 ~ 50 克。

高钾、高钙食物促进钠排泄

含钾高的食物，可将体内多余的钠置换出去，降低体内钠含量；钙可增加尿钠的排泄，减轻钠对血压的不利影响，两者都有利于高血压患者降低血压，午餐中不妨适当多选择高钾、高钙食物。

钾、钙含量都较高的食物有豆类及其制品、海带、芹菜、蘑菇等。

午餐外食族，不妨自备一点蔬果

一般情况下，外食族的午餐往往都有动物性脂肪摄入过多、蔬菜量不足的问题，导致膳食纤维和维生素摄入不足。其实要解决这一点也不难，外食族不妨经常自备一些蔬果，如生菜、黄瓜、番茄等可生食的蔬菜，或苹果、梨、葡萄等应季水果。

上班族自带午餐，做到八成熟即可

对于上班族的高血压人群来说，在外面吃午餐，即使把好选择关，会吃进多少油和盐也很难由自己做主，因而很多人会选择自带午餐，放多少油、放多少盐全由自己决定。

不过，自带午餐是需要通过微波炉加热后食用的，因此为了防止二次加热环节影响午餐的整体营养，备餐时，素菜做到八九成熟即可。这样一来，不但准备的时候省时，也有助于更多营养成分的保留，一举两得。

注意午餐时间和进食速度

每天11∶00 ~ 13∶00属于正常午餐时间。按时进食午餐，可以使胃肠道功能正常发挥。

因为下午要上班，所以很多上班族午餐时讲究速度，吃得很快，但是对于高血压患者来说，一定要注意午餐速度不宜太快，用餐时间不宜少于20分钟。

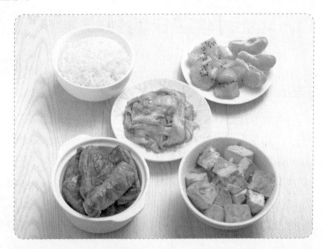

自带午餐，素菜最好选择豆角、茄子、西蓝花、芹菜、胡萝卜、莲藕、菌菇类等非绿叶菜类，以免长时间放置后影响口感及产生大量亚硝酸盐。

晚餐要"清淡"，保护血管

晚餐原则：宜简不宜丰，清淡易消化

"早餐吃得像皇上，午餐吃得像平民，晚餐吃得像乞丐"，这是现代人对一日三餐饮食原则一个很好的总结。

晚餐吃得过多，消耗不掉的营养就会在体内堆积，造成肥胖；同时，还会对睡眠不利，易导致消化不良和失眠。因此，晚餐要简单、清淡、易消化。

晚餐应吃得简单些，且不应吃得过饱，一般来说，晚餐所摄入的热量应控制在全天摄入总热量的 30% 以下。

晚餐宜清淡、易消化，不要太丰盛，以富含维生素和碳水化合物的食物为主，并多摄入一些新鲜蔬菜，尽量减少蛋白质、脂肪类食物的摄入。

晚餐大快朵颐危害多

晚餐时大吃一顿，热量堆积过多，第二天的早餐和午餐就没有了胃口，然后等到晚上再大吃一顿，如此恶性循环，机体新陈代谢速度减慢，开始分解肌肉而不是脂肪来提供热量。

长此以往，很多疾病便会找上门，最常见的有肥胖症、高脂血症、高血压、糖尿病、冠心病、急性胰腺炎、肠癌、尿道结石、神经衰弱等。

所以，晚餐要少吃，七八分饱即可，这样才能远离疾病。

凉拌菜或生拌菜是晚餐的好选择

高血压患者的饮食原则是清淡、少盐，尽量减少油脂的摄入，尤其是晚餐。营养专家建议，高血压患者晚餐可以试试凉拌菜或者生拌菜，不仅能使人胃口大开，同时能确保人体健康。

适合凉拌、生拌的菜往往气味独特清新，口感清脆有劲，生食或焯烫后即有诱人香气，加少量调味料调拌后，不仅清淡、少盐，降低了油脂的摄入，而且营养丰富。

黄瓜、柿子椒、白萝卜、生菜、大白菜这些蔬菜，生食口感脆嫩、甘甜，通常洗净刀切后，即可直接调味拌匀食用。黄瓜富含多种维生素，同时有较好的利尿作用，生食更有利于营养成分的吸收与利用；柿子椒可防治坏血病；白萝卜含丰富的维生素 C、锌、钾，有助于增强机体免疫功能，提高抗病能力，软化血管；生菜中富含莴苣素及多种维生素，有消脂、降低胆固醇的作用，有利于血管健康；大白菜含有丰富的蛋白质、多种维生素、钙、磷、铁，以及大量的粗纤维，有降血压、降胆固醇的作用。

晚上喝粥不如喝豆浆，汤面改蔬菜汤

很多老年高血压患者晚餐都喜欢吃一些汤汤水水，这样不仅好消化，有助于肠胃健康，同时也有利于控制晚餐的食量，有助于身体健康和控制血压。

很多老年人晚餐更喜欢吃粥、面汤类，其实，相比各种粥类、面汤等，豆浆和蔬菜汤更有利于高血压患者的健康。

粥的主要成分是碳水化合物，而豆浆是用黄豆、黑米等豆类或五谷类浸泡后磨制成的饮料，豆类蛋白质含量高，甚至比肉类的蛋白质含量还要高。除蛋白质、钙、铁等营养物质外，豆类中还含有叶酸、胆碱、不饱和脂肪酸和卵磷脂等，有利于降低血液中的胆固醇浓度，预防多种心脑血管疾病和其他慢性病，是老年人补身祛病的良好饮品。

与面汤相比，蔬菜汤中的营养成分要更丰富一些，因为早、午餐已经食用了较多的碳水化合物，晚餐减少碳水化合物的摄入量更有利于血压、血糖的控制。煮一碗清淡少油的蔬菜汤做晚餐，不仅可避免晚上肚子饿，还能补充现代人普遍摄取不足的膳食纤维，促进肠道蠕动，并可减重。

外食族的晚餐除了豆浆和蔬菜汤外，还可以搭配清淡、低油烹调的肉类和豆制品，补充人体所需的蛋白质。

晚餐少肉食，以避免血压猛然上升

晚餐过多进食肉类，不但会增加肠胃负担，影响睡眠，还会使血压猛然上升，加上人在睡觉时血流速度大大减缓，大量血脂就会沉积在血管壁上引起动脉粥样硬化，更易患上高血压。科学实验证明，晚餐过多进食肉类的人，比经常进食素食的人血脂要高 2 ~ 3 倍，而患高血压、肥胖症的人如果晚餐爱吃荤食，害处则更大。

因此，晚餐一定要少吃肉食，以富含碳水化合物的食物为主，尤其应多摄入一些新鲜蔬菜，尽量减少蛋白质、脂肪类食物的摄入。

粗粮细做好消化，不胀气，促睡眠

晚上吃一些在消化过程中会产生较多气体的食物，会让人产生腹胀感，影响睡眠。首先是各种豆类，豆类所含的低聚糖被肠道细菌发酵，能分解产生一些气体，进而引起打嗝、肠鸣、腹胀、腹痛等症状。此外，土豆、芋头、玉米、香蕉、面包、柑橘类水果和添加木糖醇（甜味剂）的饮料及甜点等，也最好少吃。

补充富含 B 族维生素和镁的食物，促进睡眠

晚餐时多吃一些香菇、菠菜、黑米、坚果、豆类等富含 B 族维生素的食物可以促进睡眠。如维生素 B_{12} 可维持神经系统健康，缓解烦躁不安的情绪；维生素 B_6 可

以帮助制造血清素，而它和维生素 B_1、维生素 B_2 一起作用时，更有利于睡眠。

此外，镁是天然的放松剂和镇静剂，晚餐时吃些玉米、杏仁、麦类、海藻类等富含镁的食物，不仅可以促进睡眠，还有助于增强抗压能力。

晚餐忌吃太晚

晚餐不宜吃得太晚，否则易患尿道结石。不少人因工作关系很晚才吃晚餐，餐后不久就上床睡觉。人在睡眠状态下血液流速会变慢，小便排泄也随之减少，而饮食中的钙盐除被人体吸收外，余下的要经尿液排出。

据测定，人体排尿高峰一般在进食后 4 ~ 5 小时，如果晚餐过晚，会使排尿高峰推迟至午夜，甚至凌晨，而此时人睡得正香，往往不会起床小便，这就使高浓度的钙盐与尿液在尿道中滞留，与尿酸结合生成草酸钙。当草酸钙浓度较高时，在正常体温下可析出结晶并沉淀、积聚，形成结石。

忌黏硬不易消化的食物

汤圆、年糕、切糕等食物多黏硬不易消化，干煸、干炸等方法处理后的食物干硬水分又少，同样不易消化，这些食物进入肠胃后，会直接影响肠胃的工作，让肠胃的消化活动变得异常亢奋，使本来应得到休息的肠胃不仅得不到应有的休息，同时还会对血管内血液的供应带来压力，长期下来不仅使血压、血脂升高，还易患急、慢性胃炎等胃病。

加餐的食物选择

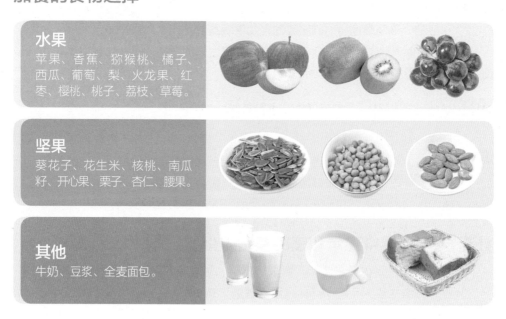

水果
苹果、香蕉、猕猴桃、橘子、西瓜、葡萄、梨、火龙果、红枣、樱桃、桃子、荔枝、草莓。

坚果
葵花子、花生米、核桃、南瓜籽、开心果、栗子、杏仁、腰果。

其他
牛奶、豆浆、全麦面包。

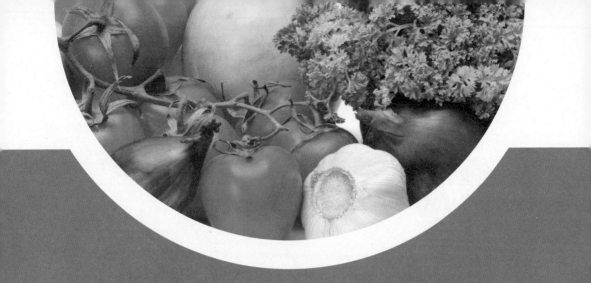

第四章

吃对不吃错理想又安全

——高血压饮食宜忌

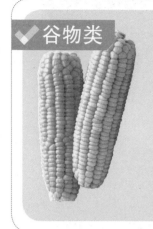

✔ 谷物类

玉米

保持血管弹性，降低血压

推荐用量： 每天 70 ~ 100 克为宜

营养成分	保健作用
钙、谷胱甘肽、B 族维生素、镁、硒、维生素 E 和脂肪酸、核黄素、亚油酸、烟酸、玉米黄质等	核黄素、维生素对预防心脏病、癌症等疾病有很大的好处。玉米黄质可以对抗眼睛老化

对高血压的积极作用：降低血清胆固醇

降压营养素：亚油酸、维生素 E

玉米中含有高血压患者应多摄入的钾、镁、钙。钾能促进钠的代谢，镁能扩张血管、辅助心脏的收缩，而钙具有降低血脂、抗血栓与扩张血管的功效。此外，玉米中的亚油酸和维生素 E 具有协同作用，能有效降低血液胆固醇浓度，并防止其沉积于血管壁，避免发生动脉粥样硬化，保持血管弹性，从而降低血压。

对并发症的积极作用：降低餐后血糖

优势营养素：膳食纤维、油酸

玉米中的膳食纤维，可以使食物中的糖分子在肠道内被缓慢地吸收，可显著降低餐后血糖。而玉米中的油酸可降低高血压患者发生心肌梗死、脑卒中等疾病的危险。

巧妙搭配

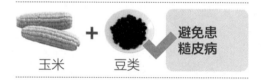

玉米 + 豆类 → 避免患糙皮病

食用禁忌

玉米和可乐都富含磷，两者经常同食，可能会使身体摄取过多的磷，而干扰体内钙的吸收和利用。

降压妙法增营养

在煮玉米面粥时可加少量碱，因为玉米中多为结合型烟酸，加碱能使结合型烟酸变成游离型烟酸，易被人体所吸收和利用。在做窝头和玉米面饼时也需加少量碱。

降压小厨房

松仁玉米

材料　玉米粒 200 克，松仁、红柿子椒、黄瓜各 30 克。

调料　香葱段、盐各适量，水淀粉少许，香油 1 小匙。

做法

1. 将红柿子椒、黄瓜洗净，黄瓜去皮，切丁；将玉米粒煮至八成熟，捞出沥干。

2. 用中火把松仁用炒锅炒至略变金黄出香味，盛出晾干。

3. 在锅中放入少许底油，用中火加热，先把香葱段煸出香味，再依次放入玉米粒、松仁、红柿子椒丁、黄瓜丁煸炒 2 分钟，放盐，再加入水淀粉勾芡，最后淋香油出锅装盘。

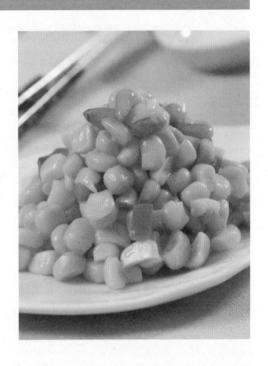

玉米面窝头

材料　细玉米面 200 克，黄豆面 50 克。

调料　温水、牛奶各适量。

做法

1. 将细玉米面、黄豆面混合拌匀，逐渐加温水和牛奶，慢慢揉成面团。

2. 将和好的面团揪成大小一致的面剂儿，取面剂儿放左手心里，搓成圆球状，用右手拇指尖蘸少许水，顶住面剂儿一头，左手拿住面剂儿转动，做成窝头形状。

3. 将窝头放进蒸锅，大火蒸 12 ~ 15 分钟即可。

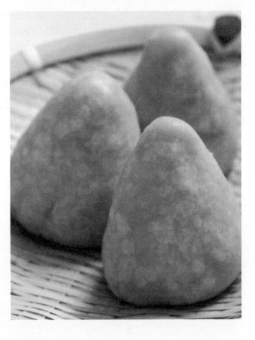

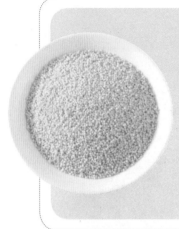

小米

控制血压，扩张血管

推荐用量：每天宜吃 60 克

营养成分	保健作用
小米富含膳食纤维、碳水化合物、维生素 B_1、维生素 B_2、烟酸、钙、磷、铁、硒、锌、镁等	小米能清热解渴、健胃除湿、和胃安眠、缓解呕吐，有效预防血管硬化，还有利于恢复体力，调养产妇的虚寒体质

对高血压的积极作用：控制血压

降压营养素：膳食纤维、硒

小米中含有的膳食纤维可以抑制脂肪与钠的吸收，有降低血压的作用。其含有的丰富的硒，可帮助人体制造前列腺素，前列腺素有控制血压的功能，还能扩张血管，预防动脉硬化。

对并发症的积极作用：维持微血管健康

优势营养素：维生素 B_1

小米中所含的维生素 B_1 有维持正常糖代谢和神经传导的功能，维持微血管健康，控制血糖的功能。此外，小米还具有清热解渴、健脾除湿的功效。

巧妙搭配

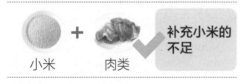

小米 + 肉类 ✓ 补充小米的不足

食用禁忌

气滞者忌用；身体虚寒、小便清长者少食小米。

降压妙法增营养

煮小米粥时熬得稍微稠一些，更有利于营养吸收。小米中的氨基酸组成不理想，宜和富含赖氨酸的豆类和肉类同食。

🍴🥄🍲 降压小厨房

黄豆小米粥

材料 小米 100 克，黄豆 50 克。
做法

1. 将黄豆洗净，泡发 6 小时；将小米洗净。
2. 在锅中加适量清水煮沸，下入黄豆，再次煮沸后下入小米，用小火慢慢熬至米烂豆熟即可。

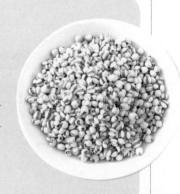

扩张血管，有助于降低血压

薏米

推荐用量： 每天宜吃 40 克

营养成分	保健作用
薏米富含膳食纤维、碳水化合物，其中 B 族维生素及维生素 E 的含量较为丰富	薏米是一种美容食品，常食可以保持人体皮肤光泽细腻，消除粉刺、色斑，改善肤色，并且它对于由病毒感染引起的赘疣等有一定的治疗作用

对高血压的积极作用：适合脾胃虚弱的高血压患者食用

降压营养素：维生素、膳食纤维

薏米富含维生素及膳食纤维等多种营养成分，尤其适合脾胃虚弱的高血压患者食用。此外，薏米能扩张血管，有助降低血压。

对并发症的积极作用：降低血液中胆固醇以及三酸甘油酯

优势营养素：水溶性纤维

薏米含有丰富的水溶性纤维，使肠道对脂肪的吸收率变差，进而降低血脂、血糖。此外，还可降低三酸甘油酯，预防高脂血症、高血压及心脏病。

巧妙搭配

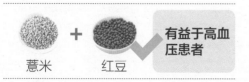

薏米 ＋ 红豆 ✔ 有益于高血压患者

食用禁忌

妇女怀孕早期忌食；另外汗少、便秘者不宜食用。

降压妙法增营养

浸泡薏米的水要与米同煮，不能丢弃，以便最大限度地保留其营养成分。

🍴🍲 降压小厨房

冬瓜薏米瘦肉汤

材料　薏米 20 克，猪瘦肉、冬瓜各 80 克。
调料　盐、香油各适量。
做法

1. 将薏米洗净，浸泡 4 小时；将猪瘦肉洗净，切块；将冬瓜去皮，除瓤和籽，切块。
2. 在锅内倒水烧开，下薏米煮熟，放猪瘦肉、冬瓜块煮熟，加盐、香油即可。

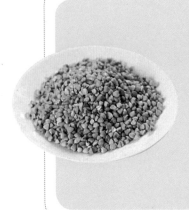

荞麦

抑制血压上升，具有抗氧化作用

推荐用量： 每天 60 克为宜

营养成分	保健作用
荞麦富含膳食纤维、碳水化合物、维生素 B_1、维生素 B_2、钙、磷、铁、钾等营养成分	荞麦具有清热去燥、补中益气、凉血和血、除烦止渴、润肠通便、软化血管及降低血脂等多种功能

对高血压的积极作用：具有调节血压的作用

降压营养素：芦丁、钾

荞麦中含大量的黄酮类化合物，尤其富含芦丁，能维持毛细血管的抵抗力，抑制血压上升，具有抗氧化作用。其含有的钾有助于钠的代谢和排出，具有调节血压的作用。

对并发症的积极作用：预防大肠癌和肥胖症

优势营养素：芦丁、膳食纤维

荞麦含有的芦丁，能促进细胞增生和防止血细胞的凝聚，具有降血脂、扩张冠状动脉、增强冠状动脉血流量等作用。荞麦中所含的膳食纤维具有预防便秘的作用，经常食用对预防大肠癌和肥胖症有益。

巧妙搭配

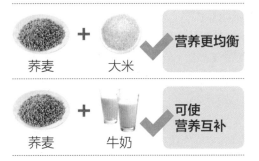

荞麦 + 大米　✓ 营养更均衡

荞麦 + 牛奶　✓ 可使营养互补

食用禁忌

荞麦性凉，一次不宜多吃，胃寒者尤为不宜，以防消化不良。

降压妙法增营养

荞麦米质较硬，直接做不易做熟，烹调前宜先用清水泡数小时，但泡荞麦米的水不要倒掉，以免造成营养成分的流失。

降压小厨房

荞麦蔬菜卷

材料　荞麦面150克，鸡蛋1个，土豆
　　　　50克，青、红椒各20克。

调料　干辣椒、蒜、葱、醋、油各适量，
　　　　盐2克。

做法

1. 将土豆去皮洗净切丝，青、红椒洗净
　切丝。

2. 将荞麦面、鸡蛋、盐加水搅拌成糊；
　平底锅放少许油，微火烧热，放一勺
　荞麦面糊，摊平烙成荞麦饼。

3. 在锅内再倒入少许油，爆香干辣椒、
　蒜片、葱花，倒入土豆丝和青、红椒
　丝炒熟，加盐炒匀盛出，在烙好的荞
　麦饼中卷入土豆丝即可。

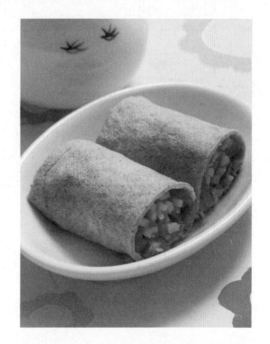

豆芽荞麦面

材料　荞麦面条100克、绿豆芽80克。

调料　葱10克，花椒、生抽、植物油各
　　　　适量。

做法

1. 将绿豆芽择洗干净，放入沸水中烫
　熟，捞出过凉，沥干水分；将荞麦面
　条煮熟，用凉开水过凉，沥干水分；
　将葱切成葱花。

2. 将面条盛入碗中，撒上绿豆芽、葱
　花，淋上生抽。

3. 在锅中入油，放入花椒，中火将花椒
　炸出香味后，将热油泼在面条上即可。

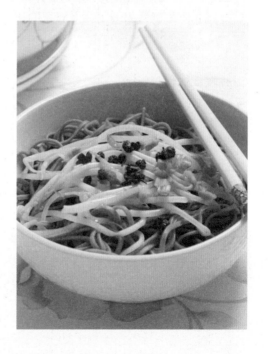

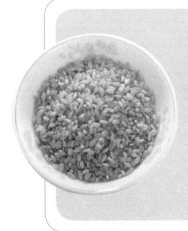

糙米

加速钠的代谢

推荐用量： 每天 40 克为宜

营养成分	保健作用
糙米含有大量的膳食纤维、B族维生素、维生素E以及钾、镁、锌、铁、锰、铬、钒等矿物质	糙米有提高人体免疫功能，促进血液循环，消除沮丧烦躁的情绪，降低血糖，预防心血管疾病、贫血症、便秘、肠癌等功效

对高血压的积极作用：加速钠代谢，降低血压

降压营养素：γ－氨基酪酸、膳食纤维

糙米中含有的 γ－氨基酪酸，可抑制交感神经活动，促进肾脏功能，加速钠的代谢，从而降低血压。其所含的镁能激活钙泵，泵入钾离子，限制钠内流，还能减少应激诱导的去甲肾上腺素的释放，从而起到降低血压的作用。

对并发症的积极作用：改善便秘，预防肥胖

优势营养素：膳食纤维、锌

糙米中含有的膳食纤维有促进肠胃蠕动，改善便秘，预防肥胖，加速新陈代谢与控制血糖等多重功效。此外，糙米中含有的锌，可促进胰岛素的分泌，改善糖耐量，稳定血糖水平。

巧妙搭配

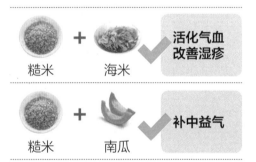

糙米	＋ 海米	✓ 活化气血 改善湿疹
糙米	＋ 南瓜	✓ 补中益气

食用禁忌

胃溃疡、十二指肠溃疡等胃肠功能不好的患者不宜吃糙米，否则会加重病情，造成伤口疼痛。

降压妙法增营养

因糙米口感较粗，质地紧密，因此在煮前将糙米用冷水浸泡一夜，用高压锅煮半小时以上，能更好地促进人体吸收利用，减轻肠胃负担。

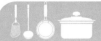 **降压小厨房**

糙米南瓜饭

材料 大米 100 克，糙米 40 克，南瓜
80 克，菠菜少量。

做法

1. 将糙米提前浸泡一夜；将大米淘洗干净；将南瓜去皮去籽，切成小碎块；将菠菜洗净入水焯熟，晾凉后切碎。
2. 将浸泡好的糙米和大米放入电饭锅，按下煮饭键。
3. 待电饭锅内的水煮开后，打开盖，倒入南瓜块，搅拌一下，继续煮至熟。
4. 饭熟后，将切碎的菠菜加入拌匀即可。

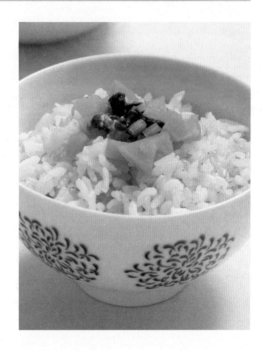

糙米茶

材料 糙米 30 克，清水 250 克。

做法

1. 将糙米洗干净晾干后，入无油锅中翻炒至黄褐色。
2. 另取煮锅，倒入水，加入炒好的糙米，盖上盖，煮开后关火。五分钟后，将糙米过滤留水做茶喝。
3. 喝完第一道茶后，可将糙米再次煮开后饮用。

营养功效 该茶能帮助糖尿病患者分解体内的糖分，此外还有明显的利尿作用。

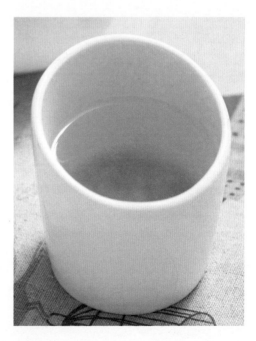

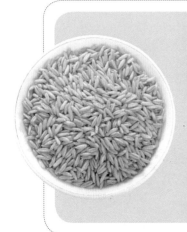

燕麦

帮助排钠，辅助降压

推荐用量： 每天 40 克为宜

营养成分	保健作用
燕麦含有人体所需的 8 种氨基酸与维生素 B_1、维生素 B_2 及钙、磷等多种矿物质	燕麦可以促进血液循环，缓解生活、工作带来的压力，预防心脑血管疾病；对脂肪肝、糖尿病、水肿、便秘等有辅助疗效

对高血压的积极作用：降低动脉压

降压营养素：膳食纤维、亚油酸

燕麦富含的膳食纤维具有吸附钠的作用，可以帮助人体将多余的钠排出体外，从而降低血压。燕麦含有的亚油酸，可维持血液流通顺畅，降低动脉压。

对并发症的积极作用：预防高血压合并高脂血症及冠心病

优势营养素：膳食纤维

燕麦能吸收人体内的胆固醇并排出体外，可以预防高脂血症及冠心病的发生。此外，燕麦还有促进血液循环的作用。

巧妙搭配

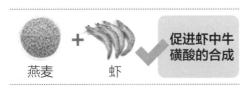

燕麦 + 虾 ✓ 促进虾中牛磺酸的合成

食用禁忌

皮肤过敏者不宜食用燕麦。

降压妙法增营养

宜选没有加工过的燕麦，因为燕麦中的水溶性膳食纤维只有经过长时间熬煮才能被机体吸收和利用。

🍴🥄🍲 降压小厨房

凉拌燕麦面

材料 燕麦手擀面、黄瓜各 100 克。

调料 香菜碎、盐、蒜末、香油各适量。

做法

1. 在锅内倒水烧沸，下入燕麦手擀面煮熟，捞出，过凉；将黄瓜洗净，切丝。

2. 将黄瓜丝、盐、香菜碎、蒜末、香油拌入即可。

减小血液对血管壁的压力，辅助降压

绿豆

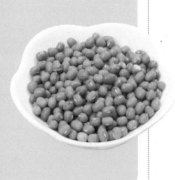

推荐用量： 每天宜吃 25 克

营养成分	保健作用
绿豆富含胡萝卜素、维生素 B_1、维生素 B_2、烟酸、糖类及钙、磷、铁等多种营养成分	绿豆有排毒及抗过敏作用，可辅助治疗荨麻疹；此外还能清热降暑、解毒、止渴、利尿、降血脂和胆固醇

对高血压的积极作用：有辅助降压的作用

降压营养素：烟酸

　　绿豆具有利尿的功效，可帮助人体从尿液中排出体内多余的钠，使血管内的血容量降低，从而减小血液对血管壁的压力，起到辅助降压的作用。

对并发症的积极作用：使血清胆固醇含量降低

优势营养素：植物甾醇

　　绿豆中含有的植物甾醇，可减少肠道对胆固醇的吸收，并可通过促进胆固醇异化在肝脏内阻止胆固醇的合成，使血清胆固醇含量降低。

巧妙搭配

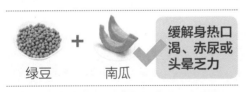

绿豆　＋　南瓜　✓　缓解身热口渴、赤尿或头晕乏力

食用禁忌

　　绿豆性凉，脾胃虚弱的人不宜多吃。

降压妙法增营养

　　绿豆不宜煮得过烂，以免使有机酸和维生素遭到破坏，降低清热解毒的功效。

🍴🥄🫕 降压小厨房

绿豆瓜皮粥

材料　大米、西瓜皮各100克，绿豆25克。

做法

1. 将绿豆洗净，浸泡2小时；将大米洗净；削去西瓜皮的硬皮、红瓤，切丁。
2. 在锅内倒入大米和绿豆，用清水煮沸，熬煮成粥，放西瓜丁稍煮即可。

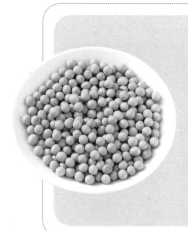

黄豆

降低血压和胆固醇

推荐用量： 每天 24 克为宜

营养成分	保健作用
黄豆富含蛋白质、膳食纤维、脂肪、B 族维生素、维生素 E、钙、磷、铁、大豆异黄酮等	大豆富含异黄酮，含人体必需的 8 种氨基酸、多种维生素及多种矿物质，可降低血液中的胆固醇，预防高血压、冠心病、动脉硬化等疾病

对高血压的积极作用：有辅助降压的效果

降压营养素：亚油酸、钾

黄豆中含有丰富的亚油酸，具有抗血栓、抗血凝以及扩张血管的作用，还可使血液顺畅流通，降低动脉压。

对并发症的积极作用：减少胆固醇吸收

优势营养素：植物固醇、抑胰酶的物质

黄豆中的植物固醇有降低血液中胆固醇的作用，能减少胆固醇吸收，预防心脏病。黄豆中还含有一种抑胰酶的物质，对糖尿病有一定的疗效。

巧妙搭配

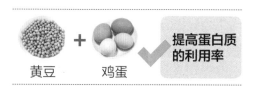

黄豆 ＋ 鸡蛋 ✔ 提高蛋白质的利用率

食用禁忌

黄豆生吃容易中毒，因此黄豆及豆浆一定要煮熟后再吃。黄豆也不宜一次吃太多，以免引起腹胀等不适症状。

降压妙法增营养

在炒黄豆时，滴入几滴黄酒，再放入少许盐，可减少黄豆的豆腥味。

降压小厨房

黄豆炖猪蹄

材料 猪蹄 500 克，水发黄豆 100 克。

调料 葱末、姜片、盐各适量。

做法

1. 将猪蹄洗净，切块，焯烫；将黄豆洗净。

2. 将油锅烧热，爆香姜片，放猪蹄块爆炒，盛砂锅内，加黄豆、盐和清水，烧沸后炖 90 分钟，调葱末即可。

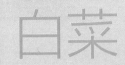

降脂降压，促进肠胃蠕动

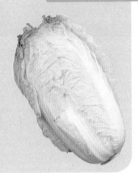

白菜

蔬菜类 ✔

推荐用量： 每天宜吃 100 克

营养成分	保健作用
白菜含有蛋白质、多种维生素及大量的膳食纤维，具有清热、除烦、止渴、解酒、防坏血病、抗癌等功效	白菜性微寒，有清热除烦、利尿通便、养胃生津之功。主治肺胃有热、心烦口渴、小便不利、便秘、痈疮

对高血压的积极作用：降低血脂、防止血栓

降压营养素：亚油酸、钾

　　白菜中含有丰富的维生素 C，可减少血液中胆固醇的含量，使血液流通顺畅，让血压得到良好的控制。其所含有的钙，可以扩张动脉血管，降低血压。

对并发症的积极作用：可以减轻心脏负担

优势营养素：果胶

　　白菜中所含的果胶，可以帮助人体排除多余的胆固醇，降低血脂。白菜中含钠也很少，不会使机体保存多余水分，可以减轻心脏负担。

巧妙搭配

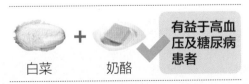

白菜　＋　奶酪　✔　有益于高血压及糖尿病患者

食用禁忌

　　腐烂的白菜含有亚硝酸盐等毒素，可使人体严重缺氧，因此不宜食用。

降压妙法增营养

　　在烹饪大白菜时，适当放点醋，可以使大白菜中的钙、磷、铁等元素分解出来，从而有利于人体吸收。

🍴🥄🍲　降压小厨房

醋熘白菜

材料　白菜 400 克。

调料　葱丝、姜丝、蒜末各 5 克，醋 15克，盐 3 克。

做法

1. 将白菜洗净切成条。
2. 在锅内倒油烧热，爆香葱丝、姜丝、蒜末，倒入白菜翻炒至菜帮变软。
3. 放盐和醋翻炒均匀即可。

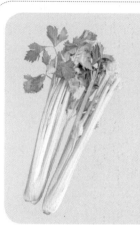

芹菜

增加血管弹性，防止血管破裂

推荐用量： 每天 50 克为宜

营养成分	保健作用
芹菜含有膳食纤维、B族维生素、维生素C、维生素P、胡萝卜素和钙、钾、磷、铁等营养素	芹菜是高纤维食物，可以缩短粪便在肠内的运转时间，减少致癌物与结肠黏膜的接触，达到预防结肠癌的目的

对高血压的积极作用：对于原发性、妊娠性及更年期高血压均有疗效

降压营养素：维生素P、芹菜素

芹菜中的维生素P可降低毛细血管的通透性，增加血管弹性，具有降血压、防止毛细血管破裂等功效，对于原发性、妊娠性及更年期高血压均有疗效。其所含的芹菜素有明显的降压作用。

对并发症的积极作用：降低血脂

优势营养素：膳食纤维

芹菜中含有的丰富的膳食纤维，可以促使胆固醇转化为胆酸，进而降低血脂，有效预防动脉硬化及心脑血管疾病。经常吃些芹菜，还可以中和尿酸及体内的酸性物质，对预防痛风有较好的效果。

巧妙搭配

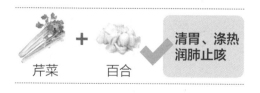

芹菜 ＋ 百合　✔　清胃、涤热润肺止咳

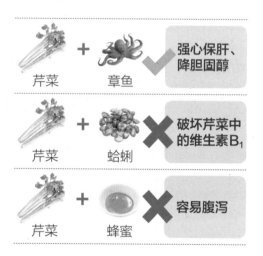

芹菜 ＋ 章鱼　✔　强心保肝、降胆固醇

芹菜 ＋ 蛤蜊　✘　破坏芹菜中的维生素B_1

芹菜 ＋ 蜂蜜　✘　容易腹泻

食用禁忌

男性多吃芹菜会抑制睾酮的生成，减少精子数量，因此准备生育的男性慎食芹菜。

降压妙法增营养

将芹菜先放沸水中焯烫，除了可以使成菜颜色翠绿，还可以减少炒菜的时间，降低油脂摄入量。

降压小厨房

凉拌芹菜叶

材料 芹菜叶100克，鸡蛋1个。

调料 姜末、蒜末、辣椒油、生抽、醋、香油各适量，盐1克。

做法

1. 将芹菜叶洗净沥干水分，鸡蛋打散后摊成薄饼状，将鸡蛋饼切成小片。

2. 将芹菜叶焯水捞出，沥干水分。

3. 将芹菜叶和鸡蛋片混合，放入姜末、蒜末、辣椒油、生抽、醋、香油等调味料拌匀即可。

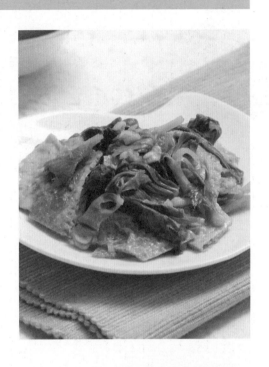

营养功效 芹菜叶含有比芹菜秆更多的维生素C和胡萝卜素，有益于高血压患者。

腐竹炒芹菜

材料 芹菜200克，腐竹（水发）、木耳（水发）各50克。

调料 盐2克，鸡精、香油、芝麻各适量。

做法

1. 将芹菜洗净切寸段后焯水备用。

2. 将腐竹、木耳泡发后，洗净，切丝，焯水至熟，备用。

3. 取大碗，放入上述食材，加入所有调味料拌匀，码盘即成。

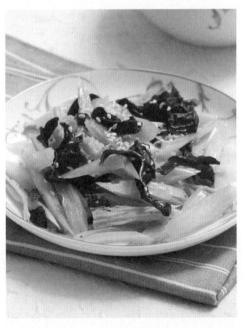

营养功效 该菜可以预防和辅助治疗骨质疏松和缺铁性贫血，适合中老年人经常食用。

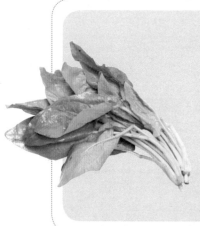

菠菜

限制钠内流，降低血压

推荐用量： 每天吃 80 ~ 100 克为宜

营养成分	保健作用
菠菜含膳食纤维及叶酸、胡萝卜素、维生素 B_1、维生素 B_2、维生素 C、钙、磷、铁、钾等营养素	菠菜中所含的胡萝卜素，在人体内转变成维生素 A，能维护正常视力和上皮细胞的健康，还能促进儿童生长发育

对高血压的积极作用：减轻钠对血压的不利影响

降压营养素：钙、镁

菠菜中含有的钙质，能够增加尿钠排泄，减轻钠对血压的不利影响，有利于降低血压。其所含的镁能泵入钾离子，限制钠内流，降低血压。

对并发症的积极作用：有利于排便，促进胰腺分泌

优势营养素：膳食纤维

菠菜含有大量的膳食纤维，具有促进肠道蠕动的作用，有利于排便，且能促进胰腺分泌消化液，帮助其消化食物。

巧妙搭配

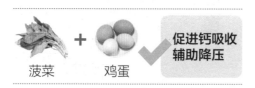

菠菜 + 鸡蛋 ✓ 促进钙吸收辅助降压

食用禁忌

不适合结石患者，尤其不利于尿路结石患者食用；肾炎患者也不宜食用。菠菜含有草酸，会影响人体对钙的吸收，因此，菠菜不宜与豆类、虾等同食。

降压妙法增营养

烹调菠菜时，可先将菠菜烫一下，能除去 80% 的草酸。

🍴🥄🍲 降压小厨房

花生菠菜

材料 熟花生米 50 克，菠菜 300 克。

调料 蒜末、盐、鸡精、香油各适量。

做法

1. 将菠菜择洗干净，入沸水中焯 30 秒，捞出，晾凉，沥干水分，切段。

2. 取盘，放入菠菜段、花生米，用蒜末、盐、鸡精和香油调味即可。

促使钠通过尿液排出体外

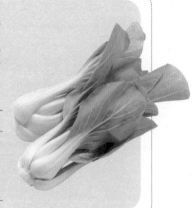

油菜

推荐用量： 每天宜吃 150 克

营养成分	保健作用
油菜含有 B 族维生素、维生素 C、胡萝卜素、膳食纤维、钙、磷、铁等营养素	油菜中含有丰富的胡萝卜素，是人体黏膜及上皮组织维持生长的重要营养源，对于抵御皮肤过度角化大有裨益

对高血压的积极作用：有助于降低血压

降压营养素：钙、维生素 C

　　油菜中含有丰富的维生素 C，具有扩张血管的作用，辅助降低血压。此外油菜中还含有丰富的钙，能够促使钠通过尿液排出体外，有利于降低血压。

对并发症的积极作用：减少脂类的吸收

优势营养素：膳食纤维

　　油菜含有的膳食纤维，能与胆酸盐和食物中的胆固醇及甘油三酯结合，并从粪便中排出，从而减少脂类的吸收。此外，还能促进肠道蠕动，增加粪便的体积，防治便秘。

巧妙搭配

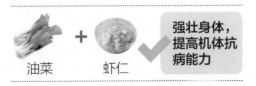

油菜　＋　虾仁　✔　强壮身体，提高机体抗病能力

食用禁忌

　　孕早期妇女、眼疾患者、疗疮、狐臭等慢性病患者要少食。

降压妙法增营养

　　烹饪油菜时宜现做现切，并用大火爆炒，这样可使其营养成分不被破坏。

🍴🥄🍲 降压小厨房

香菇油菜

材料　油菜 150 克，干香菇 10 克。
调料　葱花、盐、鸡精各适量。
做法

1. 将油菜洗净；将干香菇泡发，切丝。
2. 在锅内倒油烧热，下入葱花炒香，放入油菜和香菇丝翻炒 4 分钟，用盐和鸡精调味即可。

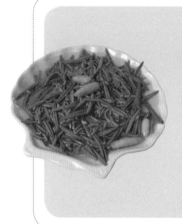

莼菜

增加血管弹性，降低血压

推荐用量： 每天吃 50 克为宜

营养成分	保健作用
莼菜含有维生素 C、维生素 E、维生素 B_{12}、甘露糖、钙、钾、磷、铁、锌及人体必需的多种氨基酸	莼菜营养丰富，含有大量维生素 C、蛋白质和微量铁质，具有美容、健胃、强身、防癌等功效

对高血压的积极作用：增加血管弹性，从而降低血压

降压营养素：维生素 C、锌

莼菜含有丰富的维生素 C，可使血液流通顺畅，增加血管弹性，从而降低血压。莼菜中含有的锌，可使体内锌镉的比值降低，防止镉增高诱发血压升高。

对并发症的积极作用：预防因高血糖所致的肾细胞代谢紊乱

优势营养素：维生素 B_1

莼菜中的维生素 B_1 有维持正常糖代谢和神经传导的功能，维持微血管健康，预防因高血糖所致的肾细胞代谢紊乱，避免并发微血管病变和肾病。

巧妙搭配

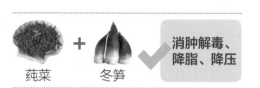

莼菜 ＋ 冬笋 ✔ 消肿解毒、降脂、降压

食用禁忌

莼菜多食易伤脾胃，故脾胃虚寒的人不宜多食。妇女月经期间应少食。

🍴🍳 降压小厨房

莼菜虾仁羹

材料 莼菜 200 克，虾仁 300 克。

调料 盐、淀粉、葱花、香油各适量。

做法

1. 将莼菜择洗干净；将虾仁洗净，去虾线。

2. 在锅中放适量清水，烧开后放虾仁烫熟，再放入莼菜煮两分钟，加盐调味。

3. 用淀粉勾芡倒入锅中，搅拌均匀，盛出，撒上葱花，淋上香油即可。

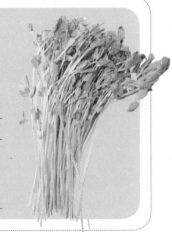

促进钠的排出，降低血压

豌豆苗

推荐用量： 每天宜吃 50 克

营养成分	保健作用
豌豆苗含有丰富的膳食纤维，还含有维生素 B_1、维生素 B_2、维生素 C、胡萝卜素、烟酸及钾、钙、磷、铁、硒等矿物质	豌豆苗有利尿、止泻、消肿、止痛和助消化等作用。此外，豌豆苗能治疗晒黑的肌肤，使肌肤清爽不油腻

对高血压的积极作用：增加血管弹性，从而降低血压

降压营养素：膳食纤维

豌豆苗中含有的膳食纤维，能避免胆固醇沉积在血管壁上使血压升高，同时还能促进钠的排出，降低血压。

对并发症的积极作用：预防心血管疾病

优势营养素：维生素、膳食纤维、胡萝卜素

豌豆苗所含的维生素和膳食纤维，可预防心血管疾病，促进肠胃蠕动，帮助消化，防止便秘。此外，豌豆苗中的胡萝卜素，具有保护眼睛的作用。

巧妙搭配

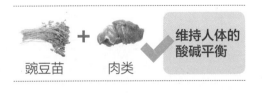

豌豆苗 ＋ 肉类 ✔ 维持人体的酸碱平衡

食用禁忌

有脚气及下肢水肿的人不宜食用。

降压妙法增营养

在炒豌豆苗时为避免豆苗的水分析出来，炒时可加少量水。

🍴 降压小厨房

清炒豌豆苗

材料 豌豆苗 500 克，香菜 10 克。

调料 葱末、姜丝、料酒、盐、味精、香油各适量。

做法

1. 将豌豆苗洗净，沥干；将香菜洗净，切段，待用。
2. 将炒锅置于火上，倒油烧热，放入葱末、姜丝爆香，然后倒入豌豆苗翻炒。
3. 调入盐、味精、料酒、香菜段及适量清水，速炒至豌豆苗断生，淋上香油即可。

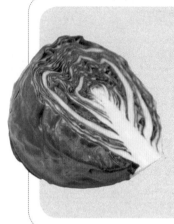

紫甘蓝

扩张血管，辅助降压

推荐用量： 每天吃 50 克为宜

营养成分	保健作用
紫甘蓝含有维生素 C、维生素 B$_1$、维生素 B$_2$、维生素 B$_6$、胡萝卜素、烟酸及钾、钙、硫等矿物质	紫甘蓝含有丰富的硫元素，这种元素的主要作用是杀虫止痒，对各种皮肤瘙痒、湿疹等疾病具有一定疗效

对高血压的积极作用：扩张血管，辅助降低血压

降压营养素：维生素 C、钾

紫甘蓝所含的维生素 C，具有扩张血管的作用，可辅助降低血压。此外，紫甘蓝中的钾能和人体血液中的钠进行置换反应，将钠排出体外，降低血压。

对并发症的积极作用：有效预防心脏病、动脉硬化等疾病

优势营养素：B 族维生素、维生素 C、钾

紫甘蓝富含 B 族维生素、维生素 C 和钾，有预防心血管病的作用，可以有效预防心脏病、动脉硬化等疾病。

巧妙搭配

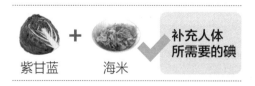

紫甘蓝 + 海米 ✔ 补充人体所需要的碘

食用禁忌

单纯甲状腺肿患者不宜食用紫甘蓝。

降压妙法增营养

紫甘蓝宜用急火快炒，迅速成菜，这样烹调，其维生素 C 损失最少。

🍴🥄🍲 降压小厨房

大拌菜

材料 紫甘蓝丝 100 克，生菜片、红椒片、黄椒片、苦菊片、熟花生米、圣女果各 30 克。

调料 白糖、醋、生抽各 5 克，盐 3 克。

做法

1. 将紫甘蓝丝、红椒片、黄椒片、生菜片、苦菊片、花生米、圣女果放盘中。
2. 加白糖、醋、生抽、盐拌匀即可。

预防动脉硬化，降低血压

西蓝花

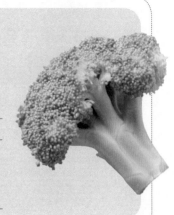

推荐用量： 每天宜吃 70 克

营养成分	保健作用
西蓝花富含膳食纤维、B 族维生素、维生素 C、维生素 E、维生素 K、维生素 P、叶酸及钙、磷、铁等矿物质	西蓝花的维生素 C 含量较高，不但有利于人的生长发育，更重要的是能促进肝脏解毒，增强人的体质及抗病能力

对高血压的积极作用：预防动脉硬化，降低血压

降压营养素：黄酮、胆碱

西蓝花中含有的黄酮，具有增强血管壁弹性的功能，可使血液流通顺畅，达到调节血压的作用。此外，西蓝花中的胆碱可促进脂肪的代谢，降低血压。

对并发症的积极作用：提高胰岛素的敏感性

优势营养素：铬、膳食纤维

西蓝花含有丰富的铬，能提高胰岛素的敏感性，减少胰岛素的需要量，加上膳食纤维还能有效控制肠胃对葡萄糖的吸收。

巧妙搭配

西蓝花

+

墨鱼

✓ 预防感冒、帮助消化、营养均衡

食用禁忌

西蓝花富含钾，尿少或无尿患者不宜食用。

降压妙法增营养

西蓝花本身无多大味道，在烹饪时可加些肉类或大蒜等调味品来提味。

降压小厨房

蒜蓉西蓝花

材料 西蓝花 300 克，蒜蓉 20 克。

调料 盐、白糖各 5 克，水淀粉、香油各适量。

做法

1. 将西蓝花洗净，去柄，掰成小块。
2. 将锅置火上，倒入清水烧沸，将西蓝花下锅焯一下捞出。
3. 在锅内放油，烧至六成热，将蒜蓉下锅爆香，倒入西蓝花，加盐、白糖翻炒至熟，用水淀粉勾芡，淋上香油调味即可。

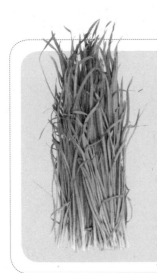

韭菜

促进钠的排出，降低血压

推荐用量：每天吃 50 ~ 100 克为宜

营养成分	保健作用
韭菜富含膳食纤维、维生素 A、维生素 C、胡萝卜素及钙、磷等矿物质	韭菜又叫起阳草，味道非常鲜美，还有独特的香味。韭菜的独特辛香味是其所含的硫化物形成的，这些硫化物有助于人体提高自身免疫力

对高血压的积极作用：扩张血管，降低血压

降压营养素：维生素 C、膳食纤维

　　韭菜含有的维生素 C，能够促进人体合成氮氧化物，辅助降低血压。其所含的膳食纤维可促进钠的排出，降低血压。

对并发症的积极作用：预防和治疗动脉硬化、冠心病

优势营养素：膳食纤维

　　韭菜含有的膳食纤维，可以促进肠道蠕动，同时又能减少对胆固醇的吸收，起到预防和治疗动脉硬化等疾病的作用。

巧妙搭配

韭菜　+　鸡蛋　✔　补肝肾、助阳固精、滋阴润燥

食用禁忌

　　夏季不宜多食韭菜，否则会引起胃肠不适。

降压妙法增营养

　　采用煮的方式烹饪韭菜可以减少油脂量，适合心脑血管病患者食用。

降压小厨房

韭菜炒豆腐干

材料　韭菜 250 克，豆腐干 100 克。

调料　盐、鸡精各适量。

做法

1. 将韭菜洗净，切段；将豆腐干洗净，切丝。

2. 将炒锅置于火上，倒入适量植物油烧热，放入韭菜、豆腐干翻炒至韭菜断生，加盐和鸡精调味即可。

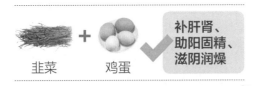

增强毛细血管弹性

芦笋

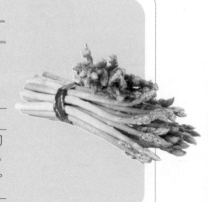

推荐用量：每天宜吃 50 克

营养成分	保健作用
芦笋含维生素 C、维生素 K、芦丁、甘露聚糖、胆碱、钾、锰、锌、铜、铁及丰富的叶酸	芦笋含有较多的天门冬酰胺、天门冬氨酸及其他多种甾体皂甙物质，对心血管病、水肿等疾病均有疗效。门冬酰胺酶是治疗白血病的药物

对高血压的积极作用：有助于钠的代谢和排出，调节血压

降压营养素：维生素 C

芦笋所含的维生素 C，可以增加毛细血管的弹性和生理功能，对防治高血压、心脑血管大有裨益。

对并发症的积极作用：防治糖尿病慢性并发症、缓解糖尿病症

优势营养素：香豆素、芦丁

芦笋所含的香豆素、芦丁等成分有降血糖作用，防治糖尿病慢性并发症及缓解糖尿病症状效果明显。此外，芦笋还能预防冠心病。

巧妙搭配

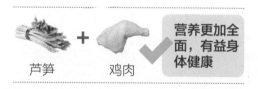

芦笋 + 鸡肉 ✔ 营养更加全面，有益身体健康

食用禁忌

芦笋不宜生吃，也不宜存放一周以上再吃。可低温避光保存。

降压妙法增营养

芦笋中的叶酸很容易被破坏，应避免高温久煮，最好用微波炉小功率热熟。

降压小厨房

鲜虾芦笋

材料 芦笋 250 克，鲜海虾 100 克。
调料 葱花、盐各适量。
做法

1. 将芦笋去老皮，洗净，切段；将鲜海虾处理干净。
2. 在锅内倒油烧热，炒香葱花，放鲜海虾、芦笋翻炒至熟，用盐调味即可。

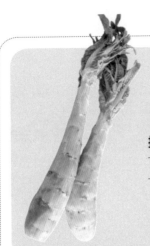

莴笋

对高血压和心脏病患者有很大的裨益

推荐用量：每天吃 60 克为宜

营养成分	保健作用
莴笋含维生素 B_1、维生素 B_2、维生素 C、膳食纤维等多种矿物质，还含有乳酸、甘露醇、苹果酸、天门冬碱等成分	所含的有机化合物中富含人体可吸收的铁元素，对缺铁性贫血患者十分有利

对高血压的积极作用：对高血压和心脏病患者有很大的裨益

降压营养素：钾

莴笋中含钾丰富而钠含量低，促进排尿，减少对心房的压力，对高血压和心脏病患者有很大的裨益。

对并发症的积极作用：促使胆固醇转化为胆酸，降低血脂

优势营养素：膳食纤维

莴笋中含有的膳食纤维，可促进肠胃蠕动，防止便秘，还可促使胆固醇转化为胆酸，降低血脂。

巧妙搭配

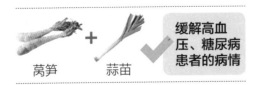

莴笋 + 蒜苗 ✓ 缓解高血压、糖尿病患者的病情

食用禁忌

莴笋性凉，产后女性须慎食。

降压妙法增营养

焯莴笋时间不宜过长，否则会使莴笋绵软，失去清脆口感，而且还会造成营养成分流失。

降压小厨房

凉拌莴笋丝

材料 莴笋 400 克。

调料 醋 10 克，盐、白糖、鸡精、香油各 5 克。

做法

1. 将莴笋去叶，削去皮，切成细丝。
2. 将莴笋丝放入容器，放入盐、白糖、醋、鸡精、香油拌匀即可。

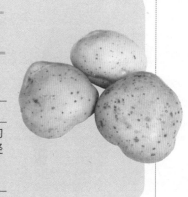

有助于防止血压升高 土豆

推荐用量： 每天宜吃 130 克

营养成分	保健作用
土豆含有淀粉、胡萝卜素、维生素 B_1、维生素 B_2、维生素 C、钙、钾、磷、铁、膳食纤维等	土豆有愈伤、利尿、解痉的功效。它能防治淤斑、神经痛、关节炎、冠心病

对高血压的积极作用：避免胆固醇沉积在血管壁上使血压升高

降压营养素：钾、膳食纤维

土豆富含的钾，能取代体内的钠，同时能将钠排出体外，防止血压升高。土豆中还含有丰富的膳食纤维，能避免胆固醇沉积在血管壁上使血压升高。

对并发症的积极作用：降低高血压患者发生脑卒中和心肌梗死的风险

优势营养素：低脂、黏液蛋白

常吃土豆可减少脂肪摄入，起到减肥的作用。土豆中的黏液蛋白，可保持血管的弹性，降低高血压患者发生脑卒中和心肌梗死的风险。

巧妙搭配

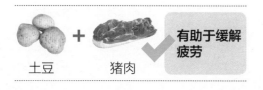

土豆 ＋ 猪肉 ✔ 有助于缓解疲劳

食用禁忌

土豆皮中含有一种叫生物碱的有毒物质，因此食用时一定要去皮。

降压妙法增营养

去了皮的土豆可浸泡在水中，但不能浸泡太久，以免造成营养成分的流失。

降压小厨房

土豆烧肉

材料 土豆块 300 克，猪肉块 200 克。

调料 葱段、姜丝、大料、豆瓣酱、盐、料酒、白糖、酱油各适量。

做法

1. 在锅内倒油烧热，放葱段、姜丝、大料、猪肉块煸炒，加料酒、豆瓣酱炒香。

2. 放入土豆块，倒入酱油、盐、白糖及清水，烧至土豆块变软即可。

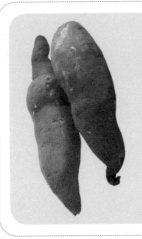

红薯

保护血管，稳定血压

推荐用量： 每天吃 100 ~ 150 克为宜

营养成分	保健作用
红薯含有丰富的淀粉、膳食纤维、胡萝卜素、维生素 A、B 族维生素、维生素 C、维生素 E 以及钾、铁、铜、硒、钙等矿物质	红薯含有大量黏液蛋白，能够防止肝脏和肾脏结缔组织萎缩，提高身体免疫力

对高血压的积极作用：保护血管，稳定血压

降压营养素：膳食纤维、维生素 C

红薯中富含的膳食纤维，可以帮助排除血液中多余的胆固醇，维持血管弹性，稳定血压。此外，红薯中所含的维生素 C 被淀粉包裹，加热后较其他食物能够留存住较多维生素 C，加强了保护血管、抗氧化的功效。

对并发症的积极作用：防止动脉粥样硬化的发生

优势营养素：膳食纤维、黏液蛋白

红薯中的膳食纤维具有促进肠胃蠕动，延长食物在肠内的停留时间，降低葡萄糖的吸收速度，使餐后血糖不会急剧上升。此外，红薯所含黏液蛋白能保持血管壁的弹性，防止动脉粥样硬化的发生。

巧妙搭配

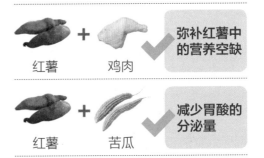

红薯 + 鸡肉　弥补红薯中的营养空缺

红薯 + 苦瓜　减少胃酸的分泌量

食用禁忌

红薯一次不宜食用过多，否则会发生胃灼热、吐酸水、肚胀排气等不适症状。

胃溃疡、胃酸过多的人不宜食用。

降压妙法增营养

红薯经高温加热可破坏淀粉颗粒，更易消化、吸收，因此红薯熟吃营养更佳。

降压小厨房

红薯饭

材料 红薯 200 克，大米 100 克。

做法

1. 将红薯洗净去皮，切成块；将大米淘洗干净。
2. 将红薯和大米放入电饭锅中，加适量清水，按下煮饭键，待键跳起即可。

营养功效 具有促进肠胃蠕动，预防便秘的功效，还能预防心血管疾病。

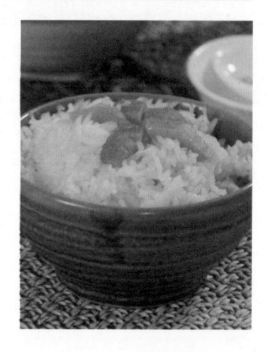

番茄红薯汤

材料 红薯 150 克，梨 100 克，番茄 100 克，杨梅 50 克。

调料 蜂蜜 5 克。

做法

1. 将红薯去皮切块，梨去皮、去核切块，番茄洗净切块，杨梅洗净。
2. 将锅置于火上，加适量清水，放入红薯煮 15 分钟，加入梨煮 5 分钟，再加入番茄，继续煮 5 分钟，最后加入杨梅转小火，煮 5 分钟关火。
3. 当汤的温度降到 80℃时，调入蜂蜜即可。

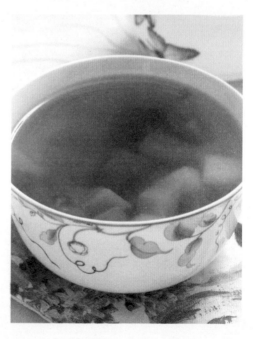

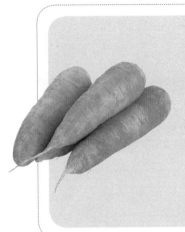

胡萝卜　加强血液循环

推荐用量： 每天吃 70 克为宜

营养成分	保健作用
胡萝卜含胡萝卜素、B族维生素、维生素C、叶酸、膳食纤维、钙、磷、钾、铁等营养成分	胡萝卜中的胡萝卜素转变成维生素A，有助于增强机体的免疫机能，在预防上皮细胞癌变的过程中具有重要作用

对高血压的积极作用：具有降血压的功效

降压营养素：琥珀酸钾、槲皮素

　　胡萝卜中含有的琥珀酸钾，具有降血压的功效，其所含的槲皮素可促进冠状动脉的血流量，加强血液循环，具有将滞留于细胞中多余的水分排出的功效，有益于心肺功能弱、容易出现下半身水肿的患者。

对并发症的积极作用：加强肠道的蠕动，防治便秘

优势营养素：槲皮素、山标酚、膳食纤维

　　胡萝卜所含的槲皮素、山标酚能降低血脂，促进肾上腺素的合成，还有降压、强心作用。胡萝卜含有植物纤维，吸水性强，在肠道中体积容易膨胀，是肠道中的"充盈物质"，可加强肠道的蠕动，防治便秘。

巧妙搭配

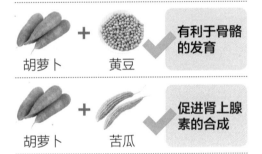

胡萝卜 ＋ 黄豆　有利于骨骼的发育

胡萝卜 ＋ 苦瓜　促进肾上腺素的合成

食用禁忌

　　烹调胡萝卜时，不要加醋，以免造成胡萝卜素的流失。另外，不宜过量食用，否则会令皮肤变成橙黄色。

降压妙法增营养

　　胡萝卜素属脂溶性物质，因此，食用胡萝卜时最好用油类烹调后食用，或同肉类同煨，以保证有效成分被人体吸收利用。

降压小厨房

胡萝卜烧羊肉

材料　羊肉 250 克，胡萝卜 200 克。

调料　植物油、料酒、酱油、姜片、干
辣椒、丁香、孜然、橙皮各适量，
盐 3 克。

做法

1. 将羊肉洗净切块，用开水汆烫，取出沥
干；将胡萝卜洗净去皮，切成滚刀块。

2. 将炒锅烧热，倒入适量植物油，先
煸香干辣椒、姜片、丁香、孜然和
橙皮，然后放入羊肉，倒入料酒、酱
油、盐炒匀。

3. 羊肉上色后倒入适量清水没过羊肉，待
一个小时后，倒入胡萝卜，继续炖煮，
至汤汁收稠、胡萝卜软嫩即可出锅。

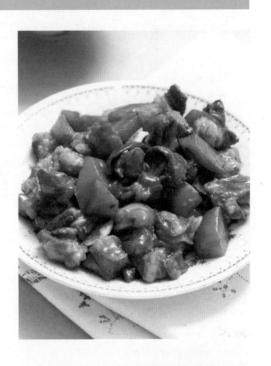

田园蔬菜养生汤

材料　瘦肉、南瓜、青苹果、胡萝卜、
番茄各 50 克，玉米 100 克。

调料　生姜、大料、料酒各适量，盐 2 克。

做法

1. 将水烧开后放入瘦肉、生姜、大料、
料酒汆出血水，捞出肉块洗净备用。

2. 将南瓜、玉米、青苹果、胡萝卜、番
茄分别洗净，切成块。

3. 将所有材料放入砂锅，加入适量清
水，大火烧开，小火慢煲 2 个小时，
然后放入番茄块，撒盐继续煲 20 分
钟左右即可。

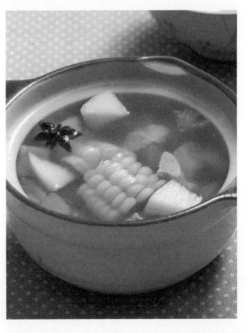

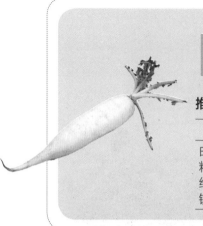

白萝卜

有助于减少降压药的用量

推荐用量： 每天吃 50 ~ 100 克为宜

营养成分	保健作用
白萝卜含有膳食纤维、芥籽油、淀粉酶、维生素 B_2、维生素 C、锌、钙、铁、磷、镁等营养素	白萝卜中含有的酶，能分解致癌物质"亚硝酸氨"，有抑制癌细胞生长的作用

对高血压的积极作用：有助于减少降压药的用量

降压营养素：钾、维生素 C

白萝卜中含有丰富的维生素 C，具有扩张血管的作用，从而有助于降低血压。其所含的钾，对血管的损伤有防护作用，有助于减少降压药的用量。

对并发症的积极作用：降低血胆固醇，防治冠心病

优势营养素：淀粉酶、氧化酶、香豆酸

白萝卜中的淀粉酶、氧化酶可以分解食物中的脂肪和淀粉，促进脂肪的代谢，能降低血胆固醇，防治冠心病。

巧妙搭配

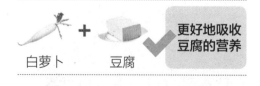

白萝卜 ＋ 豆腐 ✓ 更好地吸收豆腐的营养

食用禁忌

白萝卜不适合脾胃虚弱者，如大便稀者，应减少食用。

降压妙法增营养

白萝卜的皮中含有大量的钙质，因此白萝卜一定要连皮一起吃。

降压小厨房

萝卜炖牛腩

材料 牛腩 400 克，白萝卜块 250 克。

调料 料酒、酱油各 15 克，葱末、姜片各 10 克，盐、大料、胡椒粉各适量。

做法

1. 将牛腩洗净、切块，焯烫，捞出。

2. 将砂锅置于火上，放入牛腩、酱油、料酒、姜片、大料和适量清水，大火烧沸后转小火炖 2 个小时。

3. 加入白胡萝卜块炖至熟烂，放入盐、胡椒粉拌匀，撒上葱末即可。

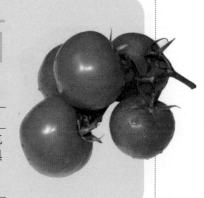

对高血压有良好的辅助治疗作用

番茄

推荐用量： 每天宜吃 100～150 克

营养成分	保健作用
番茄含苹果酸、柠檬酸、胡萝卜素、维生素 B_1、维生素 B_2、维生素 C、维生素 P、烟酸等营养素	番茄中的番茄红素具有独特的抗氧化性，可清除体内自由基，具有防癌、抗衰老的功效

对高血压的积极作用：对高血压有良好的辅助治疗作用

降压营养素：钾、碱性矿物质

　　番茄含有的钾及碱性矿物质，能促进血中钠盐的排出，有降压、利尿的作用，对高血压有良好的辅助治疗作用。

对并发症的积极作用：降低血胆固醇，预防动脉粥样硬化及冠心病

优势营养素：维生素 C、芦丁、番茄红素

　　番茄所含的维生素 C、芦丁、番茄红素，可降低血胆固醇，预防动脉硬化。此外，番茄还具有抗血小板凝聚的功效，可以防止脑血栓的发生。

巧妙搭配

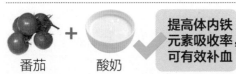

番茄　＋　酸奶　✓　提高体内铁元素吸收率，可有效补血

食用禁忌

　　未成熟的青色番茄含有龙葵碱，可导致中毒，因此不宜食用。

降压妙法增营养

　　番茄红素遇光、热和氧气容易分解，因此，烹调时应避免长时间加热。

降压小厨房

番茄炒丝瓜

材料　丝瓜片 150 克，番茄块 100 克。
调料　葱花、盐、植物油各适量。
做法
1. 将锅置于火上，倒入适量植物油，烧至六成热，加葱花炒出香味。
2. 放入丝瓜片和番茄块炒熟，用盐调味即可。

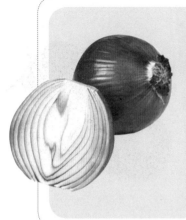

洋葱

降低血压，预防血栓

推荐用量：每天吃 50 克为宜

营养成分	保健作用
洋葱含有膳食纤维、前列腺素 A、维生素 B_1、维生素 B_2、维生素 C、胡萝卜素及多种矿物质	洋葱富含的维生素 C、烟酸，能促进细胞间质的形成和损伤细胞的修复，使皮肤光洁、红润而富有弹性，具美容作用

对高血压的积极作用：降低血压，预防血栓

降压营养素：前列腺素 A

　　洋葱是目前所知唯一含前列腺素 A 的食物，而且洋葱还是天然的血液稀释剂，前列腺素 A 能扩张血管、降低血黏度，降低血压，预防血栓的形成。

对并发症的积极作用：恢复胰岛细胞的代偿功能

优势营养素：槲皮素

　　洋葱中含有与降血糖药"甲苯磺丁脲"类似的槲皮素，具有刺激胰岛素合成及释放的作用，能帮助细胞更好地利用葡萄糖，恢复胰岛细胞的代偿功能，同时降低血糖。

巧妙搭配

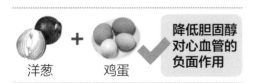

洋葱　　　　鸡蛋　　降低胆固醇对心血管的负面作用

食用禁忌

　　患有眼疾以及胃病者少食洋葱。

降压妙法增营养

　　洋葱烹饪时间不宜过长，以有些微辣味为佳。

🍴🥄🍲 降压小厨房

洋葱炒鸡蛋

材料　洋葱 200 克，鸡蛋 2 个，红椒丁 10 克。

调料　酱油 5 克，盐 4 克。

做法

1. 将洋葱去老皮，洗净切丝；将鸡蛋打成蛋液，加红椒丁、洋葱丝搅匀。
2. 将油锅烧热，倒蛋液翻炒，炒至洋葱变软，加酱油、盐调味即可。

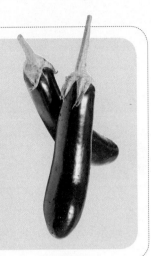

减轻钠对血压的不利影响

茄子

推荐用量： 每天宜吃 50 克

营养成分	保健作用
茄子含胡萝卜素、B 族维生素、维生素 C、维生素 P、膳食纤维、钙、钾、铁等营养素	茄子有防止出血和抗衰老功能，常吃茄子，可使血液中胆固醇水平不致增高，对延缓人体衰老具有积极的意义

对高血压的积极作用：降低血压，预防血栓

降压营养素：膳食纤维、钙

茄子中的膳食纤维，可避免胆固醇沉积在血管壁而造成血压升高，同时还能促进钠的排出，降低血压。其所含有的钙，能减轻钠对血压的不利影响。

对并发症的积极作用：增强毛细血管的弹性

优势营养素：维生素 P

茄子含丰富的维生素 P，能增强人体细胞间的黏着力，增强毛细血管的弹性，降低毛细血管的脆性及渗透性，使心血管保持正常的功能。

巧妙搭配

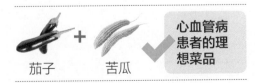

茄子　＋　苦瓜　✓　心血管病患者的理想菜品

食用禁忌

脾胃虚寒、便溏者不宜多食。

降压妙法增营养

紫茄子的皮中含有丰富的维生素 E 和维生素 P，因此，食用时不宜去皮。

降压小厨房

肉炒茄块

材料　猪瘦肉 100 克，茄子块 250 克。

调料　葱花、盐各适量。

做法

1. 将猪瘦肉洗净，切细丝。

2. 在锅中倒油烧热，炒香葱花，放猪肉丝翻炒至软，倒入茄子块翻炒至熟，用盐调味即可。

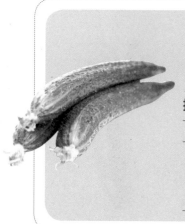

黄瓜

起到辅助降血压的功效

推荐用量： 每天吃1根为宜

营养成分	保健作用
黄瓜含有维生素 B_1、维生素 B_2、维生素C、胡萝卜素、膳食纤维、磷、铁、烟酸等营养成分	黄瓜中所含的丙氨酸、精氨酸和谷胺酰胺对肝脏病患者，特别是对酒精性肝硬化患者有一定的辅助治疗作用

对高血压的积极作用：起到辅助降血压的功效

降压营养素：异槲皮苷

黄瓜皮中所含的异槲皮苷有较好的利尿作用，使血管壁细胞含钠量下降，可起到辅助降血压的功效。

对并发症的积极作用：抑制糖类物质转变为脂肪

优势营养素：丙醇二酸

黄瓜中所含的丙醇二酸，可抑制糖类物质转变为脂肪，对防治高血压并发糖尿病、高脂血症等有一定的积极意义。

巧妙搭配

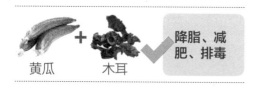

黄瓜 + 木耳 ✓ 降脂、减肥、排毒

食用禁忌

脾胃虚弱、腹痛、腹泻者应少吃。

降压妙法增营养

黄瓜尾部含有较多的苦味素，苦味素有抗癌的作用，所以烹饪时不要把黄瓜尾部全部丢掉。

🍴🥄🍲 降压小厨房

木耳拌黄瓜

材料 黄瓜丝350克、水发木耳100克。
调料 盐、醋、鸡精、香油各适量。
做法

1. 将水发木耳洗净，焯透，切丝；将盐、醋、鸡精和香油拌匀，制成调味汁。
2. 取盘，放入黄瓜丝和木耳丝，淋入调味汁拌匀即可。

减少降压药的用量

苦瓜

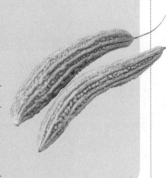

推荐用量： 每天宜吃1根

营养成分	保健作用
苦瓜含丰富的膳食纤维、维生素 B_1、维生素C、苦瓜素、苦瓜甙、烟酸、钙、钾、磷等	苦瓜中的苦瓜甙和苦味素能增进食欲，健脾开胃；所含的生物碱类物质奎宁，有利尿活血、消炎退热、清心明目的功效

对高血压的积极作用：可以对抗钠升高血压的不利影响

降压营养素：钾

苦瓜中含有丰富的钾，可促进钠从尿液中排泄。钾还可以对抗钠升高血压的不利影响，有助于减少降压药的用量。

对并发症的积极作用：有明显的降血糖作用

优势营养素：苦瓜皂苷

苦瓜中的苦瓜皂苷被称为"植物胰岛素"，有明显的降血糖作用，不仅可以减轻人体胰岛细胞的负担，还有利于胰腺 β 细胞功能的恢复。

巧妙搭配

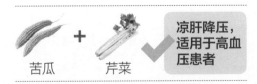

苦瓜 + 芹菜 ✓ 凉肝降压，适用于高血压患者

食用禁忌

吃苦瓜不宜过量，否则易引起恶心、呕吐等。

降压妙法增营养

苦瓜含有草酸，影响钙的吸收，在烹饪前用沸水焯一下可去除草酸。

降压小厨房

肉片苦瓜

材料 猪肉25克，苦瓜片100克。
调料 葱花、姜末、盐各适量。
做法
1. 将猪肉洗净，切片。
2. 在锅内倒油烧热，炒香葱花、姜末，放入肉片煸炒至变色，下入苦瓜片炒软，加盐调味即可。

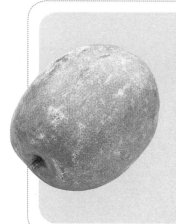

冬瓜

含钾量显著高于含钠量，适宜高血压患者

推荐用量： 每天吃 60 克为宜

营养成分	保健作用
冬瓜中含有蛋白质、碳水化合物、膳食纤维、钾、钠、磷、镁、铁、抗坏血酸、葫芦巴碱、维生素、核黄素等营养素	冬瓜中的葫芦巴碱主要存在于冬瓜瓤中，它能促进人体新陈代谢，抑制糖类转化为脂肪，具有减肥降脂的功能

对高血压的积极作用：能促进钠的排出，降低血压

降压营养素：钾、膳食纤维

冬瓜中含有丰富的膳食纤维，能够避免胆固醇沉积在血管壁造成血压升高。其所含的钾，对血管的损伤有防护作用，有助于减少降压药的用量。

对并发症的积极作用：防止体内脂肪堆积

优势营养素：丙醇二酸

冬瓜中富含丙醇二酸，能有效控制体内的糖类转化为脂肪，防止体内脂肪堆积，还能把多余的脂肪消耗掉，对防治高血压、肥胖有良好的效果。

巧妙搭配

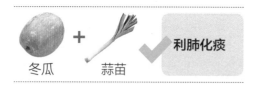

冬瓜 + 蒜苗　✓ 利肺化痰

食用禁忌

腹泻便溏、胃寒疼痛者忌食；女子月经期间和寒性痛经者忌食生冬瓜。

降压妙法增营养

冬瓜具有解热利尿的功效，煮汤时可连皮一起煮，效果更加明显。

🍴🥄🍲 降压小厨房

海米冬瓜

材料　冬瓜片 400 克，泡软的海米 20 克。

调料　葱花、姜末、盐各 5 克，料酒 10 克，水淀粉 15 克，油适量。

做法

1. 将冬瓜片用盐腌 5 分钟，渖水，过油，捞出。
2. 将油锅烧热，爆香葱花、姜末，加水、盐、海米、料酒，放冬瓜片烧入味，用水淀粉勾芡即可。

有利于稳定血压

茭白

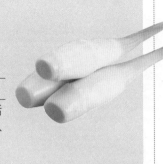

推荐用量： 每天宜吃50克

营养成分	保健作用
茭白含胡萝卜素、维生素 B_1、维生素 B_2、维生素 E、维生素 P、膳食纤维、钙、钾、铁等营养素及较多的氨基酸	茭白所含豆醇能清除体内的活性氧，抑制酪氨酸酶活性，从而可阻止黑色素生成

对高血压的积极作用：适合中老年人和高血压患者

降压营养素：钙、钾

茭白中的钾可促进钠从尿液中排出，同时还能对抗钠升高血压的不利影响，对血管的损伤有保护作用，高血压患者，尤其是服用利尿药的患者常吃茭白有利于稳定血压。

对并发症的积极作用：有利于糖尿病病情的改善

优势营养素：膳食纤维

茭白中含有的膳食纤维，可延长食物在肠内的停留时间，降低葡萄糖的吸收速度，使进餐后血糖不会急剧上升，有利于糖尿病病情的改善。

巧妙搭配

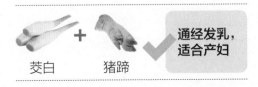

茭白　　猪蹄　　通经发乳，适合产妇

食用禁忌

茭白性凉，体质虚寒容易腹泻、肚胀以及手脚冰凉的人最好少吃。

降压妙法增营养

茭白含草酸较多，所以要过水焯一下，或开水烫过再进行烹调。

🍴🍲 降压小厨房

肉丝炒茭白

材料 茭白丝250克，猪肉丝100克。

调料 葱末、姜末、盐各5克，白糖、酱油各10克，淀粉适量。

做法

1. 将猪肉丝用酱油、淀粉腌渍，炒至变色。
2. 将油锅烧热，爆香葱末、姜末，倒茭白丝，加盐、白糖翻炒熟，倒肉丝稍炒即可。

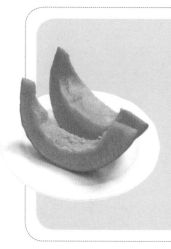

南瓜

适合中老年人和高血压患者

推荐用量： 每天吃100克为宜

营养成分	保健作用
南瓜含有蛋白质、膳食纤维、胡萝卜素、B族维生素、维生素C及钾、钙、磷、钴等营养素	南瓜中丰富的类胡萝卜素在身体内可转化成具有重要生理功能的维生素A，从而对促进骨骼的发育具有重要的生理功能

对高血压的积极作用：适合中老年人和高血压患者

降压营养素：钙、钾

南瓜含有丰富的钙和钾，钠含量很低，钾能够促进钠从尿液中排泄，对血管的损伤有防护作用，冬瓜特别适合中老年人和高血压患者，有利于预防骨质疏松和高血压。

对并发症的积极作用：对防治糖尿病，降低血糖有特殊的疗效

优势营养素：丙醇二酸

南瓜含有丰富的钴，钴能活跃人体的新陈代谢，促进造血功能，并参与人体内维生素 B_{12} 的合成，是人体胰岛细胞所必需的矿物质，对防治糖尿病、降低血糖有特殊的疗效。

巧妙搭配

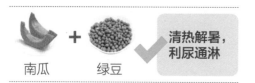

南瓜 + 绿豆 ✓ 清热解暑，利尿通淋

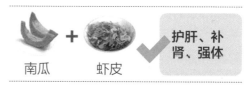

南瓜 + 虾皮 ✓ 护肝、补肾、强体

食用禁忌

南瓜一次不能吃太多，否则不仅会胃灼热难受，而且会影响脸色，引起胡萝卜素黄皮症。

降压妙法增营养

南瓜去皮越少越好，因为距离南瓜皮越近的部分，营养越丰富。南瓜籽不要丢弃，可以煮着吃或晒干后炒着吃，有驱虫的功效。

烹调南瓜时宜切大块，这样可延缓血糖升高速度，并容易有饱腹感。

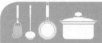

降压小厨房

南瓜鸡丁

材料　鸡胸肉 200 克，南瓜 100 克。

调料　淀粉 15 克，番茄酱 20 克，盐 1 克，胡椒粉少量，蒜适量，葱 1 棵。

做法

1. 将鸡胸肉洗净切丁，用盐、胡椒粉腌半小时；将南瓜去皮切丁。

2. 在锅内放油加热，放入蒜爆香，放进南瓜，翻炒 2 分钟，加入鸡胸肉丁，翻炒均匀，然后加入 3 汤匙水，再加入葱白，盖上锅盖煮 5 分钟，放入盐调味。

3. 将番茄酱加水、淀粉调成芡汁，淋在南瓜丁、鸡胸肉丁上面，翻炒均匀，装碟前，撒上葱花即可。

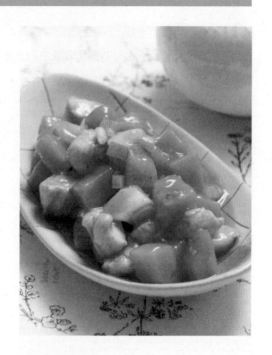

百合南瓜

材料　南瓜 100 克，鲜百合 50 克。

调料　白糖、香葱各适量。

做法

1. 取南瓜根部一块，薄薄地削掉一层外皮，切成厚片。

2. 将南瓜块沿盘沿摆好。

3. 鲜百合取最新鲜的部分掰成片，洗净沥干和白糖混合均匀，放在南瓜块上面。

4. 将锅置于火上，加适量水，大火烧开，锅中放入装有南瓜百合的盘子，隔水蒸 10 ~ 20 分钟，取出撒适量香葱花即可。

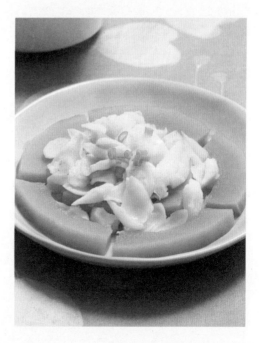

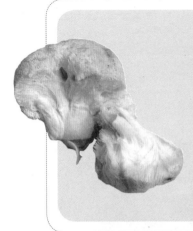

猴头菇

有利于高血压、心脑血管疾病的治疗

推荐用量： 每天吃 50 克为宜（水发）

营养成分	保健作用
猴头菇的蛋白质含量很高，还富含多种氨基酸、B 族维生素、胡萝卜素及钙、磷、铁等营养素	猴头菇中的氨基酸成分对溃疡愈合、胃黏膜上皮再生与修复起重要作用，还能抑制幽门螺旋杆菌的生长

对高血压的积极作用：有利于高血压、心脑血管疾病的治疗

降压营养素：不饱和脂肪酸、镁

猴头菇中含有的不饱和脂肪酸，有利于血液循环，能降低血液中胆固醇的含量，有利于高血压、心脑血管疾病的治疗。猴头菇含有丰富的镁，可促进钙与钾的吸收，从而具有调控血压的作用。

对并发症的积极作用：具有明显的降血糖功效

优势营养素：猴头菇多糖

猴头菇所含的猴头菇多糖具有明显的降血糖功效，有利于糖尿病患者控制病情。此外，猴头菇还具有提高机体免疫力，延缓衰老，防癌、抗癌的功效。

巧妙搭配

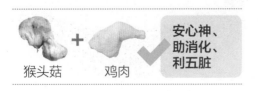

猴头菇 + 鸡肉 安心神、助消化、利五脏

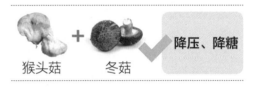

猴头菇 + 冬菇 降压、降糖

食用禁忌

对菌类食物过敏者慎用。另外，猴头菇中嘌呤含量较高，会增加血液中的尿酸，加重嘌呤代谢紊乱，因此痛风患者要少食。

降压妙法增营养

干猴头菇泡发可先将猴头菇洗净，再放入沸水锅中，加入适量食用碱，用小火慢慢焖煮，直至将猴头菇发透，这之后用清水先漂洗后冲洗，直至去净碱味。

降压小厨房

猴头菇炖豆腐

材料 猴头菇250克，豆腐300克。

调料 笋片、盐、鸡精、料酒、植物油各适量。

做法

1. 将猴头菇洗净，撕块；将豆腐洗净，切块，在盐水中焯烫，捞出待用。

2. 将炒锅置于火上，倒植物油烧热，放入猴头菇块、豆腐块煎炒片刻，加入适量清水，调入盐、鸡精、料酒烧煮。

3. 待入味后，放入笋片，炒匀至笋片熟即可。

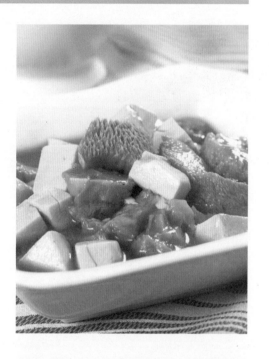

猴头菇炖柴鸡

材料 鲜猴头菇100克，柴鸡500克。

调料 葱花5克，盐3克，花椒粉，植物油适量。

做法

1. 将宰杀、收拾好的柴鸡洗净，切成小块；将猴头菇洗净，切块。

2. 在炒锅中倒入植物油烧至七成热，下葱花、花椒粉炒出香味，放入柴鸡块翻炒变白，加猴头菇块和适量水炖熟，最后加入盐调味即可。

营养功效 该菜中的营养物质易于人体吸收，有增强体力、缓解疲劳的功效。

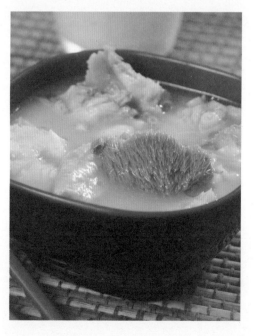

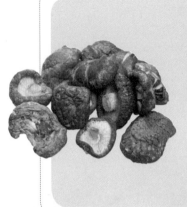

香菇 防止血管硬化

推荐用量： 每天吃 4 ~ 8 朵为宜

营养成分	保健作用
香菇含有蛋白质、膳食纤维、维生素 B_1、维生素 B_2、维生素 D、铁、钾、磷、镁等营养素	香菇的多糖体能增强细胞免疫功能，且具有明显的抗癌活性，可以使因患肿瘤而降低的免疫功能得到恢复

对高血压的积极作用：保护血管健康，降低血压

降压营养素：胆碱

香菇中含有的胆碱，可分解血液中同型半胱氨酸，保护血管健康，降低血压，此外还具有维护脑部健康、防止记忆力衰退的作用。

对并发症的积极作用：具有明显的降血糖功效

优势营养素：嘌呤、胆碱、酪氨酸、氧化酶

香菇中含有嘌呤、胆碱、酪氨酸、氧化酶以及某些核酸物质，既能起到降胆固醇及血脂的作用，又可预防动脉硬化、冠心病及糖尿病。

巧妙搭配

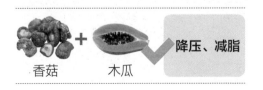

香菇　木瓜　降压、减脂

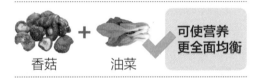

香菇　油菜　可使营养更全面均衡

食用禁忌

脾胃寒湿气滞或皮肤瘙痒病患者忌食香菇。

降压妙法增营养

清洗香菇可用 60℃ 的温水浸泡 1 小时，然后用手将盆中水朝一个方向旋搅约 10 分钟，让香菇的鳃瓣慢慢张开，沙粒随之徐徐落下，沉入盆底。随后轻轻地将香菇捞出并用清水冲净，即可烹食。

降压小厨房

香菇排骨

材料　仔排 250 克，干香菇 20 克。

调料　料酒、酱油、大料、桂皮、糖、盐、姜片、醋各适量，盐 2 克。

做法

1. 将干香菇泡发洗净。
2. 将仔排洗净，焯水撇去浮沫备用。
3. 在锅中放少许底油，油热，放姜片爆香，倒入仔排大火翻炒 3 ~ 4 分钟，加料酒，酱油上色，继续翻炒，然后加水，放入大料、桂皮，加盐，加糖，滴几滴醋。大火烧开后转小火，10 分钟后加入切好的香菇。继续大火烧开后转小火，待汤汁浓稠即可出锅。

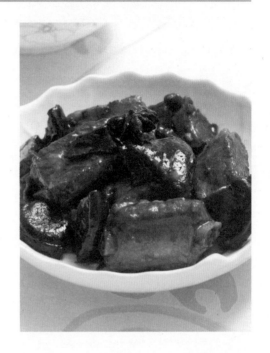

香菇油菜

材料　油菜 250 克，香菇（水发）100 克。

调料　盐 2 克，油、生抽、水淀粉各适量。

做法

1. 将香菇泡发，洗净去蒂，菇伞顶划成十字刀；将油菜择洗干净，对半剖开。
2. 用泡香菇的适量水，调入淀粉搅拌均匀待用。
3. 锅中水烧开后加盐，分别放入油菜和香菇焯熟摆盘。
4. 在锅里倒入油，烧热后倒入水淀粉和生抽熬制黏稠，浇在油菜和香菇上即可。

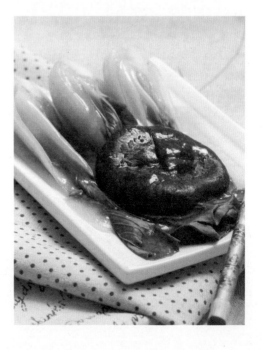

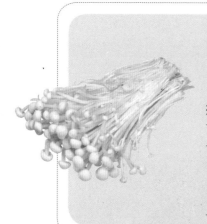

金针菇

降低高血压患者发生脑卒中的概率

推荐用量： 每天吃 20 ~ 30 克为宜

营养成分	保健作用
金针菇含有蛋白质、膳食纤维、维生素 B_2、铁、钾、锌、镁等营养成分	金针菇含有人体必需的氨基酸成分较全，其中赖氨酸和精氨酸含量尤其丰富，且含锌量比较高，对增强智力发育有良好的作用，人称"增智菇"

对高血压的积极作用：降低高血压患者发生脑卒中的概率

降压营养素：钾

金针菇含有丰富的钾元素，高血压患者由于服用利尿药物，造成钾的流失量增大，经常食用高钾低钠的金针菇可保护血管，防止动脉壁受损，降低高血压患者发生脑卒中的概率。

对并发症的积极作用：降低胆固醇，预防心脑血管疾病

优势营养素：朴菇素、膳食纤维

金针菇中含的朴菇素，有增强机体对癌细胞的抗御能力，能降胆固醇，预防肝脏疾病和胃肠道溃疡，增强机体正气，防病健身。此外，金针菇中含有的膳食纤维，不仅可以促进肠胃蠕动，防治便秘，还能降低胆固醇，预防心脑血管疾病。

巧妙搭配

金针菇	番茄	维持体内盐的平衡，促进血液循环

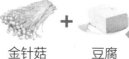

金针菇	豆腐	增强抗病能力，抑制癌细胞的生长

食用禁忌

脾胃虚寒者不宜多吃。此外，不要食用未熟透的金针菇，因为未熟透的金针菇中含有秋水仙碱，会引发中毒。

降压妙法增营养

凉拌金针菇时，除了用冷水浸泡，还要用沸水焯一下，可分解秋水仙碱。

降压小厨房

凉拌金针菇

材料　金针菇 200 克，黄瓜 50 克，红椒 30 克。

调料　蒜、小葱、橄榄油、醋、糖各适量，盐 2 克。

做法

1. 剪去金针菇根蒂，洗净，焯熟，沥干；将红椒去籽切细丝；将黄瓜去皮切丝。
2. 将蒜和小葱切末，加 1 勺醋，1 勺橄榄油，少许糖和盐拌匀，调汁备用。
3. 将金针菇、红椒丝、黄瓜丝用调好的汁拌匀即可。

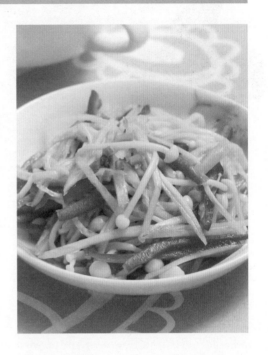

金针菇黄瓜卷

材料　金针菇 150 克，黄瓜 100 克，蟹肉棒 50 克，红辣椒少许。

调料　芥末、生抽、盐、香油各适量。

做法

1. 将金针菇切去头，锅里的水烧开，放入金针菇，加少许盐煮 5 分钟捞起。
2. 将黄瓜用刨刀刨成片，蟹肉棒撕成细丝，红辣椒切丝。
3. 将金针菇和蟹肉丝用黄瓜片卷起来，绕上红辣椒丝摆好。
4. 将芥末、生抽、香油调匀，浇到黄瓜卷上即可。

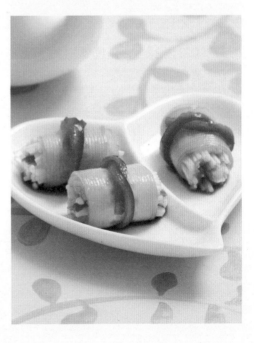

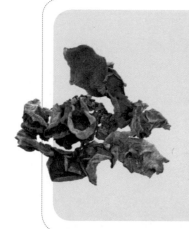

木耳

防止血栓的形成

推荐用量： 每天吃 50 ~ 70 克为宜

营养成分	保健作用
木耳含有胡萝卜素、维生素 B_1、维生素 B_2、铁、钾、磷、钙、镁及丰富的膳食纤维	木耳中铁的含量极为丰富，故常吃木耳能养血驻颜，令人肌肤红润，容光焕发，并可防治缺铁性贫血

对高血压的积极作用：对高血压患者有较好的辅助治疗作用

降压营养素：钾

　　木耳的含钾量非常高，是优质的高钾食物，对高血压患者有较好的辅助治疗作用。此外，木耳能减少血液凝块，预防血栓等病的发生，有防治动脉粥样硬化和冠心病的作用。

对并发症的积极作用：降低甘油三酯和血清总胆固醇的含量

优势营养素：木耳多糖

　　木耳中的木耳多糖可明显降低甘油三酯和血清总胆固醇的含量，提高血清高密度脂蛋白胆固醇与总胆固醇比值，且有降胆固醇作用，具有减轻动脉粥样硬化的功效。

巧妙搭配

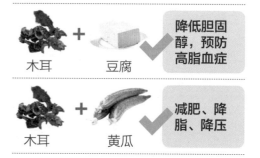

木耳 + 豆腐 ✓ 降低胆固醇，预防高脂血症

木耳 + 黄瓜 ✓ 减肥、降脂、降压

食用禁忌

　　新鲜木耳中含有的"卟啉"，经阳光照射会发生植物日光性皮炎，引起皮肤瘙痒，使皮肤暴露部分出现红肿、痒痛，产生皮疹、水泡、水肿，因此不宜食用。

降压妙法增营养

　　用少许醋或面粉轻轻搓洗水发木耳，能很快除去木耳表面的脏物。

降压小厨房

红枣双耳汤

材料　木耳20克，银耳20克，红枣10克。

调料　冰糖或红糖5克。

做法

1. 将木耳、银耳提前泡发，洗净，撕成小朵；将红枣去核洗净。
2. 在锅中加水放入木耳、银耳、红枣，小火煨炖至汤水黏稠、木耳软糯，最后根据自己口味加入冰糖或红糖调味即可。

营养功效　该汤有润肠通便、美白祛斑、滋阴补血的功效。

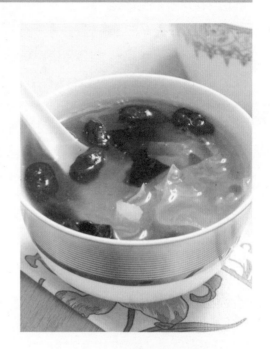

洋葱炒木耳

材料　木耳（水发）150克，洋葱100克。

调料　鸡精、盐、生抽、植物油各适量。

做法

1. 将木耳用温水泡发两小时，洗净根部杂质，摘成小朵，挤干水分备用；将洋葱洗净切大块。
2. 将锅置于火上，倒入植物油，待油热后，下入洋葱，用大火爆炒一分钟，炒出葱香，然后放入发好的木耳继续翻炒一分钟，再调入适量盐、生抽和鸡精，翻炒片刻即可。

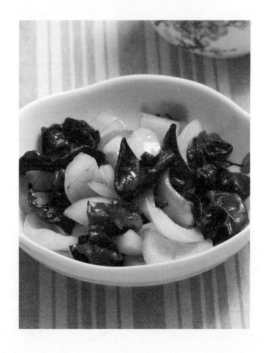

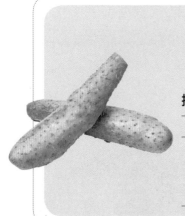

山药

有效阻止血脂在血管壁的沉积

推荐用量： 每天吃 85 克为宜

营养成分	保健作用
山药含有膳食纤维、山药多糖和多种矿物质	山药含有淀粉酶、多酚氧化酶等物质，有利于脾胃消化和吸收，是一味平补脾胃的药食两用之品。临床上常用于治疗脾胃虚弱、食少体倦等病症

对高血压的积极作用：促进钠的排出，降低血压

降压营养素：膳食纤维

山药中含有的膳食纤维，具有调整糖类和脂类代谢的作用，能结合胆酸，避免其合成为胆固醇沉积在血管壁上使血压升高。

对并发症的积极作用：有降低血糖的作用

优势营养素：黏液蛋白

山药中的黏液蛋白，能使糖类缓慢吸收，同时避免胰岛素分泌过剩，有降低血糖的作用。此外还能有效阻止血脂在血管壁上沉积，预防心血管疾病。

巧妙搭配

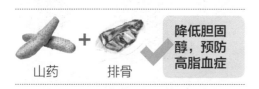

山药 + 排骨　✓　降低胆固醇，预防高脂血症

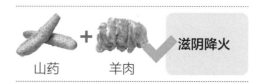

山药 + 羊肉　✓　滋阴降火

食用禁忌

山药有收涩的作用，大便干燥者、燥热体质者和肠胃易胀气者不宜食用。

降压妙法增营养

山药切片后需立即浸泡在盐水中，以防止氧化发黑。山药皮中含有皂角素、植物碱，会引起皮肤过敏发痒，去皮时不宜用手直接接触，最好戴手套。

降压小厨房

家常炒山药

材料 山药片 200 克，胡萝卜片、木耳片各 50 克。

调料 葱末、姜末各 3 克，盐、香菜段各 4 克。

做法

1. 将山药片焯一下，捞出。

2. 将油锅烧热，爆香葱末、姜末，放山药片翻炒，倒入胡萝卜片、木耳片炒熟，加盐调味，撒香菜段即可。

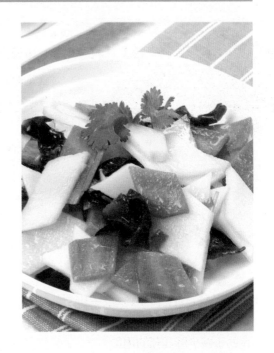

山药豆腐

材料 山药 250 克，豆腐 200 克，番茄 1 个。

调料 姜末、香菜末、白芝麻、盐、香油各适量。

做法

1. 将山药削皮，切块；将番茄去皮，切丁；将豆腐洗净，切块。

2. 在锅里放油烧热，放入山药块，翻炒至表皮变透明，加没过山药的水，烧开后放入豆腐块、番茄丁、白芝麻、姜末，再次烧开后，加盐，转小火炖10 分钟，淋上香油，撒上香菜末即可。

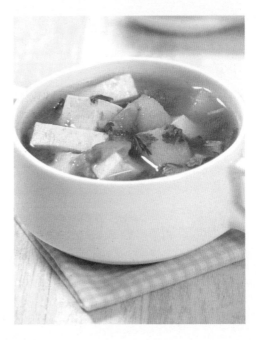

✔ 肉类

牛瘦肉

消除钠升高血压的不利影响

推荐用量： 每天吃 80 克为宜

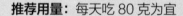

营养成分	保健作用
牛瘦肉含有丰富的蛋白质和铁、锌等矿物质，又是维生素 A、维生素 B_2、维生素 B_6 和烟酸的良好来源	牛瘦肉含有丰富的蛋白质，氨基酸组成接近人体需要，能提高机体抗病能力，适宜生长发育及手术后需要调养的人食用

对高血压的积极作用：有助于减少降压药的用量

降压营养素：钾、锌

牛瘦肉含有的钾，可抑制钠在肾小管的吸收，促进钠从尿液中排泄，同时钾还可以对抗钠升高血压的不利影响，有助于减少降压药的用量。

对并发症的积极作用：预防或减少心血管病的发病率

优势营养素：B 族维生素

牛瘦肉中的 B 族维生素，可预防或减少心血管病的发病率，特别是对高血压、高血脂、老年性肥胖症等的防治有利。

巧妙搭配

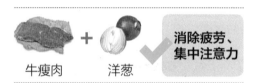

牛瘦肉 ＋ 洋葱 ✔ 消除疲劳、集中注意力

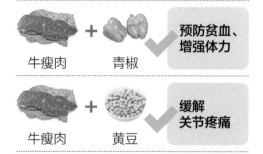

牛瘦肉 ＋ 青椒 ✔ 预防贫血、增强体力

牛瘦肉 ＋ 黄豆 ✔ 缓解关节疼痛

食用禁忌

老人、幼儿及消化能力较弱的人、患疮疡、湿疹者慎食；有内热体质、过敏、湿疹者应少食。牛肉属于高蛋白食品，患有肾炎的人不可多吃，以免加重肾脏负担。

降压妙法增营养

烹制牛肉时放一个山楂、一块橘皮或者一点儿茶叶，可以使牛肉更容易熟烂。

降压小厨房

干煸牛肉丝

材料　牛里脊肉 250 克，芹菜段 100 克。

调料　料酒、酱油各 10 克，干辣椒段
　　　　15 克，姜末、蒜末各 5 克，盐、
　　　　花椒各适量。

做法

1. 将牛里脊肉洗净，切丝。

2. 在锅内倒油烧至六成热，爆香花椒，
放牛里脊肉丝煸炒，倒入料酒、酱油
炒匀，下干辣椒段、姜末、蒜末炒至
将熟，放芹菜段，加盐略炒即可。

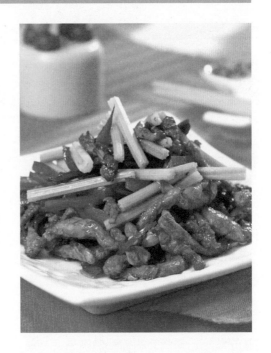

酸菜炒牛肉

材料　牛肉、酸菜各 250 克。

调料　酱油、水淀粉各 15 克，干辣椒、白
　　　　糖各 5 克，盐 2 克。

做法

1. 将牛肉洗净、剁碎，加酱油、水淀粉
拌匀；将酸菜洗净、沥干、剁碎；将
干辣椒洗净、切碎。

2. 油烧至六成热，爆香干辣椒碎，倒牛
肉碎炒熟，盛起。

3. 另起锅倒油，放入酸菜碎煸炒，加炒
熟的牛肉碎炒匀，最后调入白糖、盐
即可。

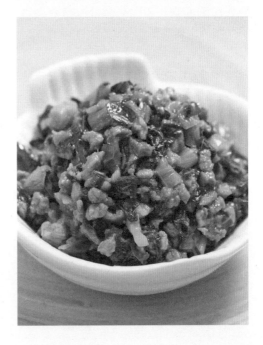

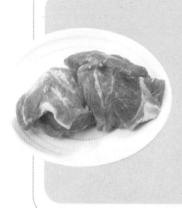

猪瘦肉

抑制血管收缩，降低血压

推荐用量： 每天吃 80 ~ 100 克为宜

营养成分	保健作用
猪瘦肉含有丰富的蛋白质、B 族维生素、钙、磷、铁等营养素	猪瘦肉具有滋阴润燥、补虚损、健脾胃、利小便和止消渴的功效，还含有提供血红素和促进铁吸收的半胱氨酸，可改善缺铁性贫血的症状

对高血压的积极作用：抑制肾上腺素的分泌，降低血压

降压营养素：B 族维生素、牛磺酸

猪瘦肉含有丰富的 B 族维生素，具有抑制血管收缩的作用，可降低血压。猪瘦肉中含有的牛磺酸，能抑制肾上腺素的分泌，降低交感神经的敏感度，避免人体因紧张、压力、盐分过量而导致的血压值居高不下。

对并发症的积极作用：具有类胰岛素的作用

优势营养素：硒、核黄素

猪瘦肉中含有的硒，能防止胰岛 β 细胞氧化破坏，使其功能正常，促进糖分解代谢，降低血糖和尿糖。其所含的核黄素还能降低心脑血管疾病的发病率。

巧妙搭配

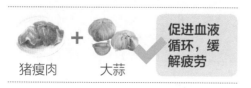

猪瘦肉 + 大蒜 → 促进血液循环，缓解疲劳

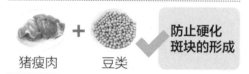

猪瘦肉 + 豆类 → 防止硬化斑块的形成

食用禁忌

吃猪肉后不宜饮茶，因为茶叶中的鞣酸会与蛋白质结合形成具有收敛性的鞣酸蛋白质，易造成便秘，增加了人体对有毒物质和致癌物质的吸收。

降压妙法增营养

炖猪肉时宜切大块，这样可防止含氮物质的释放，增加肉的鲜味。

可延长猪肉的烹调时间，这样可使脂肪减少 30% ~ 50%。

降压小厨房

辣炒三丁

材料　猪瘦肉100克，黄瓜、红椒各50克。

调料　姜、蒜、葱、酱油、盐、料酒、淀粉、郫县豆瓣各适量。

做法

1. 将猪瘦肉切丁，用盐、料酒、淀粉拌匀腌制片刻；将黄瓜洗净，切丁；将红椒去蒂去籽，洗净，切丁；将郫县豆瓣剁碎。将淀粉、酱油调成芡汁备用。

2. 将油烧至六成热时下入猪瘦肉丁炒散，放入郫县豆瓣酱炒上色，再放葱、姜、蒜，炒出香味，然后放入黄瓜丁和红椒丁翻炒均匀，倒入混合均匀的芡汁，翻炒均匀即可。

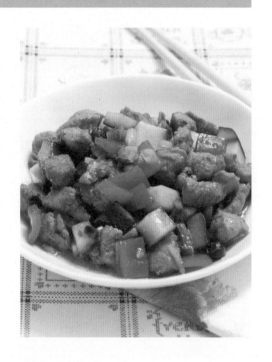

金针菇炒肉丝

材料　猪肉180克，干黄花30克，金针菇30克，木耳（水发）50克。

调料　姜、盐、醋、香油、植物油各适量。

做法

1. 将猪肉洗净、切丝，金针菇拦腰切断；将干黄花去硬梗，用清水泡软，捞起沥干；将木耳泡发切丝；将姜切丝。

2. 将锅置于火上，倒入植物油，烧至六成热，先下猪肉丝及姜丝拌炒，再放入干黄花、金针菇、木耳，翻炒至熟，加入调味料翻炒均匀即可。

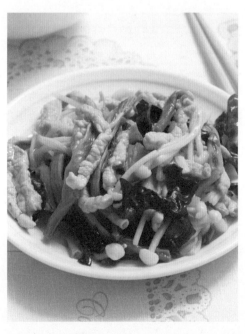

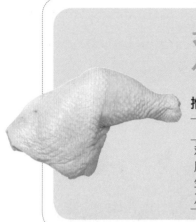

鸡肉　降低血压

推荐用量： 每天吃 80 ～ 100 克为宜

营养成分	保健作用
鸡肉含有不饱和脂肪酸、蛋白质、维生素A、维生素B$_6$、维生素B$_{12}$、维生素D、维生素K及磷、铁、铜、锌等营养素	鸡肉具有温中益气、补精填髓、益五脏、补虚损的功效，可以治疗由身体虚弱而引起的乏力、头晕等症状

对高血压的积极作用：降低血压

降压营养素：镁

鸡肉中所含的镁，能稳定血管平滑肌细胞膜的钙通道，激活钙泵，泵入钾离子，限制钠内流，还能减少应激诱导的去甲肾上腺素的释放，从而起到降低血压的作用。

对并发症的积极作用：避免形成肥胖及脂肪肝

优势营养素：B 族维生素、烟酸

鸡肉中含有丰富的 B 族维生素和烟酸，有益于破损血管的修补，使胆固醇不易沉积，还可使肝脏中的脂肪加速排出，避免形成肥胖及脂肪肝。

巧妙搭配

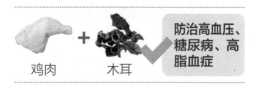

鸡肉 ＋ 木耳 ✔ 防治高血压、糖尿病、高脂血症

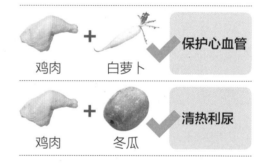

鸡肉 ＋ 白萝卜 ✔ 保护心血管

鸡肉 ＋ 冬瓜 ✔ 清热利尿

食用禁忌

鸡肉性温，多食容易生热动风，因此不宜过食。鸡屁股是淋巴、细菌、病毒和致癌物最集中的地方，因此不宜食用。

降压妙法增营养

烹饪时去掉鸡皮，可减少脂肪摄入。用药膳炖煮鸡肉，可提高营养价值；喝鸡汤最好将汤中浮油捞出，以减少脂肪摄取量，避免肥胖。

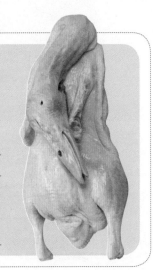

维持血压稳定

鸭肉

推荐用量： 每天宜吃 60 ~ 80 克

营养成分	保健作用
鸭肉脂肪含量适中，且富含蛋白质、维生素 A、B 族维生素、维生素 E 及钾、铁、铜、锌等营养素	鸭肉有强健骨骼、预防骨质疏松的作用；鸭肉所含 B 族维生素和维生素 E 较其他肉类多，能有效抵抗脚气病，还能抗衰老

对高血压的积极作用：缓解血压升高引起的头晕目眩等症状

降压营养素：锌

鸭肉含有丰富的锌，能防止镉增高而诱发的高血压。另外，中医认为，鸭肉有清热润燥的功效，能缓解血压升高引起的头晕目眩等症状。

对并发症的积极作用：有助于降低胆固醇，降低血脂的浓度

优势营养素：不饱和脂肪酸、烟酸

鸭肉含有丰富的不饱和脂肪酸，有助于降低胆固醇，降低血脂的浓度，保护心脑血管。鸭肉中含有的烟酸，能够减少血液中的低密度脂蛋白及甘油三酯。

巧妙搭配

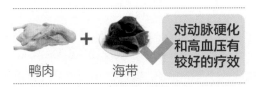

鸭肉　＋　海带　✔ 对动脉硬化和高血压有较好的疗效

食用禁忌

不宜经常食用烟熏和烘烤的鸭肉，因其加工后可产生致癌的苯并芘物质。

降压妙法增营养

炖鸭汤时加入少量盐，能有效地溶出含氮浸出物，会获得更鲜美的肉汤。

降压小厨房

啤酒鸭

材料　鸭子半只，啤酒 500 克。

调料　葱段、姜片、蒜瓣、白糖各 5 克，老抽 10 克，干辣椒、盐各 3 克，大料 2 个。

做法

1. 将鸭子洗净剁成块。

2. 将油烧至五成热，炒香姜片、蒜瓣、干辣椒、大料，下鸭肉块炒至水分收干，加盐、老抽、白糖继续翻炒，倒入啤酒，大火烧开后，改成中小火焖煮 40 分钟，加入葱段炒匀即可。

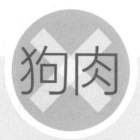

狗肉

促使血压升高

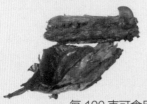

每 100 克可食用部分

营养成分	含量	含量比较
热量	116 千卡	低★☆☆
蛋白质	16.8 克	高★★★
脂肪	4.6 克	低★☆☆
碳水化合物	1.8 克	中★★☆
胆固醇	62 毫克	低★☆☆
维生素 E	1.4 毫克	高★★★
钙	52 毫克	高★★★
磷	107 毫克	中★★☆
钾	140 毫克	中★★☆

猪肝

易引发高血压及冠心病

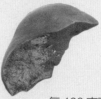

每 100 克可食用部分

营养成分	含量	含量比较
热量	129 千卡	低★☆☆
蛋白质	19.3 克	高★★★
脂肪	3.5 克	低★☆☆
碳水化合物	5 克	低★☆☆
胆固醇	288 毫克	高★★★
维生素 A	4972 毫克	高★★★
维生素 B_2	2.08 毫克	高★★★
磷	2.08 毫克	高★★★
钾	235 毫克	中★★☆

一般来说，高血压患者阳气比较旺，有些高血压患者对热量高、盐分高的食物特别敏感，食用后血压容易升高。狗肉属于热性食物，滋补性强，食后会促使血压升高，甚至导致脑血管破裂出血。另外，一些高血压患者属于瘀血阻络、痰火内积，狗肉还有加重痰火、燥血的作用，对这一部分高血压患者来说经常食用狗肉是非常不利于控制病情的。

高血压患者吃狗肉的次数尽量少一些，且每次少吃一些。

猪肝中含有较高的胆固醇，高血压患者如果经常食用，易形成动脉粥样硬化。血液里的胆固醇越多，聚积在动脉壁里的就越多，斑块不断长大，使动脉逐渐狭窄甚至阻塞，影响血液和氧的输送，就会引起心绞痛、心肌缺血、脑梗死、脑软化等疾病。而且这些斑块一旦破裂，会引发一连串的反应，使动脉迅速堵塞，引起急性心肌梗死甚至猝死。

不利于控制血压

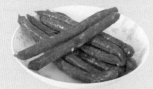

每 100 克可食用部分

营养成分	含量	含量比较
热量	508 千卡	高★★★
蛋白质	24.1 克	高★★★
脂肪	40.7 克	高★★★
碳水化合物	11.2 克	中★★☆
胆固醇	82 毫克	低★☆☆
钙	14 毫克	中★★☆
磷	198 毫克	高★★★
钾	453 毫克	高★★★

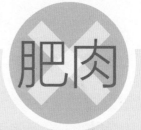

加重血管的负担

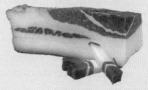

每 100 克可食用部分

营养成分	含量	含量比较
热量	807 千卡	高★★★
蛋白质	2.4 克	低★☆☆
脂肪	88.6 克	高★★★
胆固醇	109 毫克	中★★☆
维生素 A	29 微克	低★☆☆
钙	3 毫克	低★☆☆
磷	18 毫克	低★☆☆
钾	23 毫克	低★☆☆

香肠是高脂、高胆固醇、高盐的食品，盐的主要成分是氯化钠，而过多地摄入钠，势必增加肾脏负担，最后肾脏往往不堪重负，此时，机体被迫采用另外一种手段，帮助过多的钠和水分排出，导致血压升高。而且高脂、高胆固醇也会造成血脂升高，形成动脉硬化及引发心脑血管疾病，不利于高血压患者控制病情。

此外，香肠中含有的对健康毫无益处的色素以及防腐剂，都会给原本就已不健康的身体造成更多的危害。

肥肉中含有大量的脂肪，当人体摄入这些脂肪后，易造成脂质代谢紊乱，其中的一些脂质则在血液中沉积，加重血管的负担，而高血压患者一般会并发血管硬化或者血管狭窄等症，吃肥肉会加重血液循环的负担，使血压升高。因此应尽量不吃肥肉。

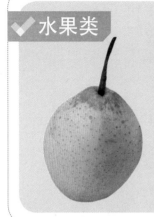

水果类

梨

改善头晕目眩等症状

推荐用量： 每天吃 60 ~ 80 克为宜

营养成分	保健作用
梨含有膳食纤维、B 族维生素、维生素 C、维生素 E 及钾、铁、铜、锌、镁、硒等营养素	梨能明显缓解上呼吸道感染患者所出现的咽喉干、痒、痛、音哑，以及便秘、尿赤等症状

对高血压的积极作用：改善头晕目眩等症状

降压营养素：维生素 C

梨中含有丰富的维生素 C，能够促进人体合成氮氧化物，而氮氧化物具有扩张血管的作用，从而有助于降低血压。此外，梨性凉并能清热镇静，常食能使血压恢复正常，改善头晕目眩等症状。

对并发症的积极作用：降低血液中胆固醇的含量

优势营养素：膳食纤维、B 族维生素

梨含有丰富的膳食纤维，能够调整脂类和糖类的代谢，降低血液中胆固醇的含量，预防动脉硬化及心脑血管疾病。梨中丰富的 B 族维生素能保护心脏，减轻疲劳，增强心肌活力。

巧妙搭配

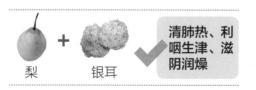

梨 + 银耳　✔ 清肺热、利咽生津、滋阴润燥

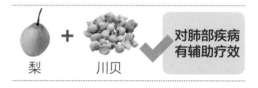

梨 + 川贝　✔ 对肺部疾病有辅助疗效

食用禁忌

梨性偏寒助湿，多吃会伤脾胃，故脾胃虚寒、畏冷食者应少吃。

吃梨时不宜喝热水及食用油腻食品，否则易导致腹泻。

降压妙法增营养

将梨煮熟后食用，不仅可将其寒性去掉，还能将其去燥润肺的功效完全释放出来。

降压小厨房

老北京小吊梨汤

材料 雪花梨 200 克。

调料 银耳（水发后）25 克，冰糖 25 克，青梅 10 克，枸杞子适量。

做法

1. 将雪花梨洗净，连皮削成大片。
2. 在锅中加水 400 克，水烧开后先下银耳，中火煮 10 分钟，再下入雪花梨、冰糖、青梅、枸杞子。
3. 小火煮 1 小时，待水煮至 1/3 左右即可出锅饮用。

营养功效 该汤具有生津、润燥、清热、化痰、解酒的作用。

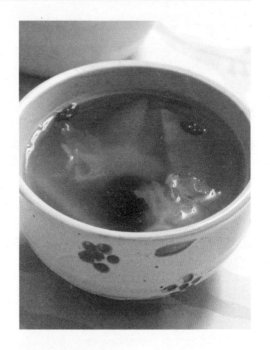

花生梨米糊

材料 丰水梨 100 克，大米 60 克，花生米 30 克，清水适量。

做法

1. 将大米浸泡 2 个小时；将花生米去皮煮熟备用。
2. 将花生米、大米、适量清水放入豆浆机中打成米糊。
3. 将丰水梨洗净去皮切成块，将梨打成泥，梨汁另存备用。
4. 将梨泥倒入花生米、大米糊中煮开。
5. 晾到米糊温热后，倒入梨汁拌匀即可。

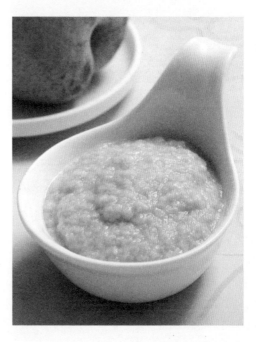

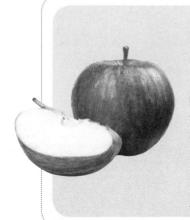

苹果

降低高血压、脑卒中的发生率

推荐用量： 每天吃1个为宜

营养成分	保健作用
苹果含有糖类、胡萝卜素、维生素 B$_1$、维生素 B$_2$、烟酸、维生素 C、膳食纤维及钙、磷、锌、钾等	苹果中的胶质和铬能保持血糖的稳定，所以苹果不但是一切想要控制血糖的人必不可少的水果，还能有效地降低胆固醇

对高血压的积极作用：降低高血压、脑卒中的发生率

降压营养素：钾、维生素 C

苹果含有充足的钾，可与体内过剩的钠结合并排出体外，从而降低血压。同时，钾离子能有效保护血管，并降低高血压、脑卒中的发生率。苹果中的维生素 C，具有扩张血管、降低血压的功效。

对并发症的积极作用：抑制低密度脂蛋白氧化，预防动脉硬化

优势营养素：膳食纤维、类黄酮

苹果的果胶进入人体后，能与胆汁酸结合，吸收多余的胆固醇和甘油三酯，然后排出体外。同时，苹果分解的乙酸有利于这两种物质的分解代谢。苹果所含的类黄酮能抑制低密度脂蛋白氧化，预防动脉硬化。

巧妙搭配

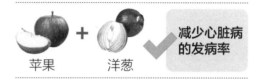

苹果 ＋ 洋葱 ✓ 减少心脏病的发病率

食用禁忌

饭后最好不要马上吃苹果，不但影响消化，而且容易出现腹胀等不适感。

降压妙法增营养

吃苹果时细嚼慢咽，不仅有利于消化，更重要的是有利于营养的吸收。

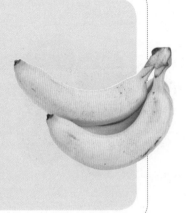

香蕉

对高血压及心脑血管疾病的患者有益

推荐用量： 每天宜吃 1～2 根

营养成分	保健作用
香蕉含有丰富的膳食纤维、维生素 A、B 族维生素、维生素 C、维生素 E 及钙、磷、镁、锌、钾等营养素	因为香蕉包含的蛋白质中，带有氨基酸，具有安抚神经的效果，可缓解失眠或紧张情绪

对高血压的积极作用：使血压得到良好的控制

降压营养素：钾

香蕉中含有丰富的钾，可维持体内的钠钾平衡和酸碱平衡，使神经肌肉保持正常，心肌收缩协调，对高血压及心脑血管疾病的患者有益。

对并发症的积极作用：促进胆固醇的排泄

优势营养素：膳食纤维

香蕉中含有水溶性和不溶性两种膳食纤维。水溶性膳食纤维会彻底吸收肠内的胆汁酸，而不溶性膳食纤维会促进胆固醇的排泄。

巧妙搭配

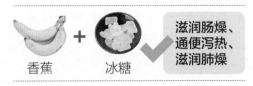

香蕉 ＋ 冰糖 ✓ 滋润肠燥、通便泻热、滋润肺燥

食用禁忌

香蕉性寒，脾胃虚弱者、腹泻者少食；胃酸过多者忌食。空腹时，不要吃太多香蕉，以免血液中镁的含量突然大幅增加，抑制心血管的正常运作。

🍴🥄🍲 降压小厨房

香蕉冰糖汤

材料 香蕉 1 根。

调料 陈皮、冰糖各适量。

做法

1. 将香蕉去皮，切成段；将陈皮用温水浸泡，洗净，切丝，放入砂锅内加水烧开。

2. 放入香蕉段，再次烧沸后，转小火继续煲 15 分钟，加冰糖煮化即可。

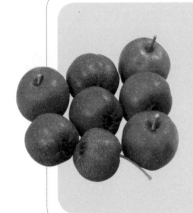

山楂 预防血栓的形成

推荐用量： 每天吃 40 克为宜

营养成分	保健作用
山楂含有膳食纤维、胡萝卜素、维生素 B$_2$、烟酸、维生素 C、钙、磷、铁及山楂酸、柠檬酸、黄酮类化合物等	山楂所含的黄酮类和维生素 C、胡萝卜素等物质能阻断并减少自由基的生成，能增强机体的免疫力，有防衰老、抗癌的作用

对高血压的积极作用：具有显著的扩张血管及降压作用

降压营养素：山萜类、黄酮类、钙

　　山楂中含有山萜类及黄酮类等药物成分，具有显著的扩张血管及降压作用，有调节血脂及胆固醇含量的功能。山楂中含有丰富的钙，具有降低血脂、防止血栓的形成、降低血压的功效。

对并发症的积极作用：预防心绞痛

优势营养素：有机酸、维生素 C

　　山楂中有机酸和维生素 C 的含量较高，调节脂质代谢，增加或促进体内脂质的转化与排泄，能显著降低血清胆固醇及甘油三酯，有效防治动脉粥样硬化。

巧妙搭配

山楂　＋　枸杞子　✓　祛脂、降脂

食用禁忌

　　山楂不宜空腹食用，否则会对胃黏膜造成不良刺激，使胃痛的症状加重。

降压妙法增营养

　　在食用糯米和难消化的肉类等食物后可进食一些山楂，促进消化。

🍴🥄🍲 降压小厨房

山楂炖牛肉

材料　山楂 50 克，牛瘦肉块 200 克。
调料　葱花、花椒粉、盐各适量。
做法

1. 将山楂洗净，去籽和蒂；将牛瘦肉块焯水。
2. 在锅内倒油烧热，炒香葱花、花椒粉，放牛肉块翻匀，倒开水和山楂炖熟，调盐即可。

降低血压和预防前期高血压

西瓜

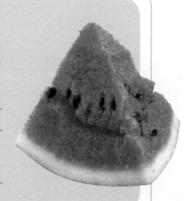

推荐用量： 每天宜吃 150 ～ 200 克

营养成分	保健作用
西瓜含有果糖、葡萄糖、B族维生素、维生素C、膳食纤维、磷、钾、镁等	西瓜所含的糖和盐能利尿，西瓜还能使人变得更年轻，减少皱纹，增添皮肤光泽

对高血压的积极作用：降低血压和预防前期高血压

降压营养素：钾

西瓜中含有丰富的钾元素，可以对抗钠升高血压的不利影响，对血管的损伤有防护作用。此外，西瓜能利尿，具有辅助降压的作用，常吃西瓜可降低血压和预防前期高血压。

对并发症的积极作用：降低胆固醇和软化血管

优势营养素：甜菜碱、番茄红素

西瓜中所含的甜菜碱，具有降低胆固醇和软化血管的功能。西瓜含有的抗氧化剂番茄红素，具有超强的抗氧化力，能阻止自由基的破坏，防止坏胆固醇氧化而沉积于血管壁，可预防心血管疾病。

巧妙搭配

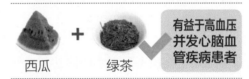

西瓜　＋　绿茶　✓　有益于高血压并发心脑血管疾病患者

食用禁忌

西瓜属于升糖指数较高的水果，因此糖尿病患者不宜大量食用。

降压妙法增营养

用西瓜皮做一道清爽可口的凉拌小菜，不仅开胃，还有益于身体健康。

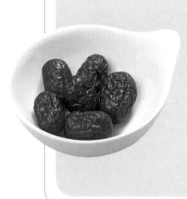

红枣

对高血压病有防治功效

推荐用量： 每天吃 5 ~ 10 枚为宜

营养成分	保健作用
红枣的维生素含量较高，含铁、钾、镁、钙、磷等矿物质，还含有果糖、葡萄糖等糖类以及 7 种黄酮类化合物	红枣中的钙和铁能预防缺铁性贫血，防治中老年骨质疏松

对高血压的积极作用：对高血压病有防治功效

降压营养素：芦丁、维生素 C

红枣所含的芦丁，能够软化血管，降低血压，对高血压病有防治功效。红枣中含有丰富的维生素 C，能够促进人体合成氮氧化物，而氮氧化物具有扩张血管的作用，从而有助于降低血压。

对并发症的积极作用：增强心肌收缩力，改善心肌营养

优势营养素：环磷酸腺苷

红枣中含有的环磷酸腺苷，具有扩张血管、抗过敏的作用。同时还具有增强心肌收缩力、改善心肌营养的作用。

巧妙搭配

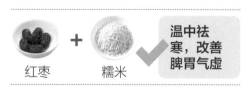

红枣 + 糯米 ✔ 温中祛寒，改善脾胃气虚

食用禁忌

红枣含糖量较高，糖尿病患者过量食用容易导致血糖增高。

降压妙法增营养

肠胃不好的人食用时可将枣皮去掉。

🍴🥄🍲 降压小厨房

薏米莲子红枣粥

材料 薏米、大米各 50 克，干莲子 5 克，红枣 20 克。

做法

1. 将薏米和干莲子分别浸泡 1 个小时。
2. 将大米、红枣洗净，加薏米、干莲子、水放锅中，大火烧开后改小火继续熬煮至粥稠、薏米开花即可。

减轻钠对血压的不利影响

柠檬

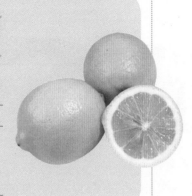

推荐用量： 每天宜吃 1 ~ 2 瓣

营养成分	保健作用
柠檬的维生素 C 含量很高，此外还含有膳食纤维、维生素 E、烟酸、核黄素以及钙、磷、钾、镁、铁等营养素	柠檬是高度碱性食品，具有很强的抗氧化作用，对促进肌肤的新陈代谢、延缓衰老及抑制色素沉着等十分有效

对高血压的积极作用：减轻钠对血压的不利影响

降压营养素：维生素 C、维生素 P、钙

柠檬富含维生素 C 和维生素 P，能增强血管弹性和韧性，可预防和治疗高血压和心肌梗死。柠檬中的钙元素，能增加尿钠排泄，减轻钠对血压的不利影响，从而降低血压。

对并发症的积极作用：收缩、增固毛细血管

优势营养素：柠檬酸

柠檬能缓解钙离子促使血液凝固的作用，可预防心肌梗死，其所含的柠檬酸有收缩、增固毛细血管的作用。

巧妙搭配

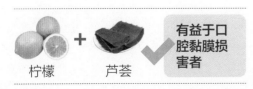

柠檬 + 芦荟 ✔ 有益于口腔黏膜损害者

食用禁忌

不宜空腹食用柠檬，否则会使胃酸分泌过多，产生腹泻。

降压妙法增营养

用柠檬汁代替盐来调味，可帮助高血压及肾病患者控制盐的摄入量。

降压小厨房

木瓜柠檬汁

材料 木瓜 150 克，柠檬 50 克。

做法

1. 将木瓜、柠檬分别去皮，去籽，切小块。
2. 将木瓜块和柠檬块倒入全自动豆浆机中，加入适量饮用水，按下"果蔬汁"键，搅打均匀后倒入杯中即可。

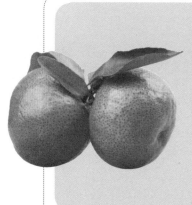

橘子

加强毛细血管的韧性，降低血压

推荐用量： 每天吃1～2个为宜

营养成分	保健作用
橘子含有糖类、B 族维生素、维生素 C、类胡萝卜素、苹果酸、柠檬酸、钙、磷、钾、镁等	橘子含多种有机酸和维生素，对新陈代谢及老年人的心肺功能有益；维生素 C 和类胡萝卜素等抗氧化物质可以抗老防癌

对高血压的积极作用：加强毛细血管的韧性，降低血压

降压营养素：橘皮苷、维生素 C

　　橘子中的橘皮苷可以加强毛细血管的韧性，降低血压，扩张心脏的冠状动脉，可以有效预防冠心病和动脉硬化。橘子中的维生素 C，能够扩张血管，辅助降低血压。

对并发症的积极作用：加速胆固醇转化，防止动脉硬化

优势营养素：维生素 C、枸橼酸、维生素 P

　　橘子含有的维生素 C、枸橼酸等十余种营养物质，可加速胆固醇转化，防止动脉硬化。橘子的丝络中含有维生素 P，能使人的血管保持正常的密度和弹性，减少血管壁的渗透性和脆性。

巧妙搭配

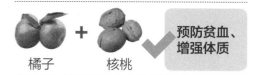

橘子　＋　核桃　✓ 预防贫血、增强体质

食用禁忌

　　吃完橘子后应及时刷牙、漱口，否则会损害牙齿健康。

降压小厨房

番茄橘子饮

材料 橘子、番茄各 100 克。

做法

1. 将橘子剥皮，去籽；将番茄去蒂，洗净，切成小块。
2. 将两种材料放入榨汁机中，按下开关，提示做好后倒出即可。

柚子

有益于高血压、心脑血管病

推荐用量： 每天宜吃 50 克

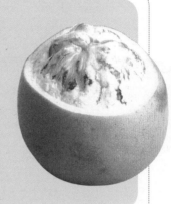

营养成分	保健作用
柚子含有糖类、维生素 B_1、维生素 B_2、维生素 C、维生素 P、胡萝卜素、钾、磷、枸橼酸等	柚子具有健胃、润肺、补血、清肠、利便等功效，可促进伤口愈合，对败血症等有良好的辅助疗效

对高血压的积极作用：有利于高血压患者控制病情

降压营养素：钾、维生素 C

柚子中含有高血压患者必需的天然钾，几乎不含钠，有益于高血压、心脑血管病。此外，柚子还富含维生素 C，具有扩张血管的作用，有利于高血压患者控制病情。

对并发症的积极作用：减少动脉壁的损坏程度

优势营养素：皮甙、果胶

柚子含有生理活性物质皮甙，可降低血液的黏滞度，减少血栓的形成，对心脑血管疾病有较好的预防作用。柚子中的果胶，可以减少动脉壁的损坏程度，有效预防动脉粥样硬化。

巧妙搭配

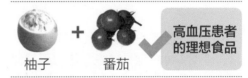

柚子 ＋ 番茄 ✓ 高血压患者的理想食品

食用禁忌

柚子具有降压的功效，因此在服用降压药时，不宜大量吃柚子。

降压妙法增营养

将柚子做成柚子茶，不仅分解掉了柚子中不利于人体的成分，还增加了人体所需的矿物质。

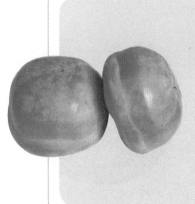

柿子 **防治高血压的良药**

推荐用量： 每天吃 1 ~ 2 个为宜

营养成分	保健作用
柿子含有丰富的蔗糖、葡萄糖、果糖、蛋白质、胡萝卜素、维生素C、瓜氨酸、碘、钙、磷、铁	柿子可以缓解大便干结、痔疮疼痛或出血、干咳、喉痛、高血压等症

对高血压的积极作用：是防治高血压的良药

降压营养素：钾

柿子含钾量高，而且富含维生素P，具有降低毛细血管通透性、防止毛细血管破裂、防止血管硬化等作用，可降低血压。柿子叶也有较好的降压功效，是防治高血压的良药。

对并发症的积极作用：改善心血管功能

优势营养素：果胶

柿子有助于软化血管，增加冠状动脉流量，改善心血管功能，有效预防冠心病、心绞痛。柿子富含的果胶，有良好的润肠通便的功效，对于防治便秘，保持肠道菌群生长有很好的作用。

巧妙搭配

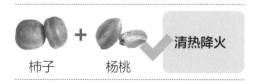

柿子 ＋ 杨桃 ✓ **清热降火**

食用禁忌

柿子中大量的单宁酸会影响身体对铁质的吸收，所以不宜多吃。

降压小厨房

柿子饼

材料 柿子、面粉各 200 克，红豆沙馅 100 克，食用油 10 克。

做法

1. 将柿子洗净去皮，用搅拌机打成泥，倒入面粉，不断地搅拌均匀，直到揉成软硬适中的面团。

2. 将面团静置 15 分钟，切成适当大小的小面剂儿，用手掌按扁，取豆沙馅放入其中，像包包子一样将口收紧，压扁即可。

3. 将平底煎锅放适量的油，小火加热，放入柿饼，小火煎至两面金黄即可。

乌梅

对高血压引起的头晕失眠有改善作用

推荐用量：每天宜吃 5 ~ 10 克

营养成分	保健作用
乌梅含有柠檬酸、苹果酸、糖类、维生素 C 等营养成分	乌梅具有抗菌、生津止渴、敛肺止咳、涩肠止泻、安蛔止痛的功效，可用于口干渴、久咳、干咳、久泻久痢及蛔虫引起的胆绞痛等病症的调养

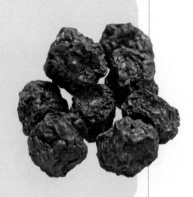

对高血压的积极作用：适宜头晕失眠的高血压患者食用

降压营养素：钾、柠檬酸、苹果酸

乌梅中含钾多而含钠较少，能对抗钠升高血压的不利影响，对血管的损伤有防护作用，有益于高血压患者。此外，乌梅含有的柠檬酸、苹果酸具有降压、安眠、清热生津的功效，适宜有头晕失眠症状的高血压患者食用。

对并发症的积极作用：降低血液中胆固醇的含量

优势营养素：维生素 C

乌梅含有的维生素 C，能将胆固醇氧化，变成胆酸排出，降低血液中胆固醇的含量，减少动脉硬化的概率。还能保护血管健康，使血液流通顺畅。

巧妙搭配

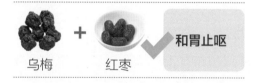

乌梅　＋　红枣　✓　和胃止呕

食用禁忌

感冒发热、咳嗽多痰、胸膈痞闷之人忌食乌梅。

降压小厨房

银耳乌梅红枣汤

材料　乌梅 20 克，红枣 100 克，银耳 50 克。

调料　冰糖 20 克。

做法

1. 将乌梅、红枣浸泡 30 分钟洗去浮尘，银耳用水泡发，择洗干净待用。
2. 取净锅上火，放入清水、红枣、乌梅、银耳、冰糖用小火炖 40 分钟即可。

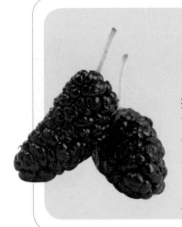

桑葚 抑制血压升高

推荐用量： 每天吃 30 ～ 50 克为宜

营养成分	保健作用
桑葚含糖、苹果酸、胡萝卜素、维生素B₁、维生素B₂、维生素C、桑葚油、挥发油、矿物质等	桑葚具有改善皮肤血液供应、营养肌肤、使皮肤白嫩及乌发等作用，并能延缓衰老，提高免疫力

对高血压的积极作用：抑制血压升高

降压营养素： 膳食纤维、硒

桑葚中的膳食纤维，可避免胆固醇沉积在血管壁上使血压升高，同时还能促进钠的排出，降低血压。桑葚中含有的硒，也能够抑制血压升高。

对并发症的积极作用：调节血脂，防止血管硬化

优势营养素： 脂肪酸、花青素

桑葚中的脂肪酸具有调节血脂、防止血管硬化等作用；桑葚中含有抗氧化能力很强的花青素，可清除自由基，保护胰岛 β 细胞，促进胰岛素分泌，降低血糖。

巧妙搭配

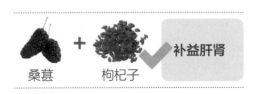

桑葚 ＋ 枸杞子 ✓ **补益肝肾**

食用禁忌

不可过量食用桑葚，否则易发生溶血性肠炎。

🍴🍲 降压小厨房

桑葚牛骨汤

材料 牛骨 500 克，桑葚 25 克。

调料 姜片、料酒、葱段各 10 克，盐 4 克，白糖少许。

做法

1. 先将桑葚洗净，加少许料酒和白糖，上锅蒸；将牛骨洗净，砸断。

2. 将汤锅加入适量清水，放入牛骨，煮沸后撇去浮沫，加姜片、葱段，再煮至牛骨发白，捞出牛骨，加入桑葚继续煮，沸腾后再撇去浮沫，加盐调味即可。

具有调节血压的功能　草莓

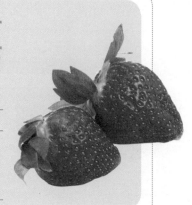

推荐用量： 每天宜吃 150 克

营养成分	保健作用
草莓富含柠檬酸、苹果酸、果胶、胡萝卜素、维生素 B_1、维生素 B_2、烟酸及钙、镁、磷、铁等矿物质	草莓对肠胃病和心血管病有一定的防治作用。还有滋润营养皮肤的功效，对减缓皮肤出现皱纹有明显效果

对高血压的积极作用：具有调节血压的功能

降压营养素：维生素 C、钾

　　草莓含有丰富的维生素 C，能够促进人体合成氮氧化物，而氮氧化物具有扩张血管的作用，从而有助于降低血压。草莓中含有的钾，有助于钠的代谢和排出，因此具有调节血压的功能，可减少降压药的服用量。

对并发症的积极作用：有利于糖尿病病情的改善

优势营养素：膳食纤维

　　草莓中的膳食纤维，可促进肠蠕动，减少食物在肠道中的停留时间，可缓解便秘症状。此外，还能减慢人体对葡萄糖的吸收速度，使餐后血糖不会急剧上升，并降低人体对胰岛素的需求，从而有利于糖尿病病情的改善。

巧妙搭配

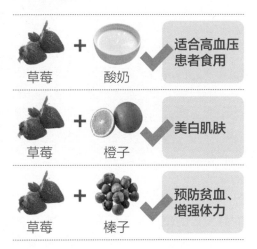

草莓 ＋ 酸奶　　适合高血压患者食用

草莓 ＋ 橙子　　美白肌肤

草莓 ＋ 榛子　　预防贫血、增强体力

食用禁忌

　　草莓含有较多的草酸钙，尿路结石患者不宜多食。

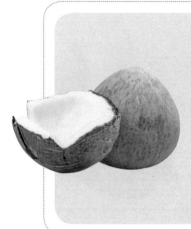

椰子

对血管的损伤有修复作用

推荐用量： 每天吃椰肉 100 ~ 200 克，椰汁 150 ~ 200 毫升为宜

营养成分	保健作用
椰汁及椰肉含蛋白质、果糖、葡萄糖、蔗糖、脂肪、维生素 B_1、维生素 E、维生素 C、钾、钙、镁等	椰子的汁液多，营养丰富，可解渴祛暑、生津利尿，主治热病；其果肉有益气、祛风、驱毒、润颜的功效

对高血压的积极作用：具有调节血压的功能

降压营养素：镁、钾

椰子含有的镁，能稳定血管平滑肌细胞膜的钙通道，激活钙泵，泵入钾离子，限制钠内流，还能减少应激诱导的去甲肾上腺素的释放，从而起到降低血压的作用。椰子含有的钾，对血管的损伤有修复作用，有助于缓解高血压患者的病情。

对并发症的积极作用：有效降低胆固醇水平

优势营养素：维生素 C

椰子中的维生素 C，能促进胆固醇分解，有效降低胆固醇水平，还能增强脂蛋白脂肪酶的活性，促进低密度脂蛋白和甘油三酯的分解，较好地改善血脂水平。此外，还可维持胰岛素的功能，促进组织对葡萄糖的利用。

巧妙搭配

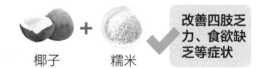

椰子 ＋ 糯米 ✔ 改善四肢乏力、食欲缺乏等症状

食用禁忌

体内热盛、口干舌燥的人，不宜多吃椰子。

🍳🥄🍲 降压小厨房

椰汁炖糯米

材料 椰子 1 个，糯米 50 克。

调料 红枣、百合、枸杞子、冰糖各适量。

做法

1. 取椰汁；将糯米、红枣、百合、枸杞子洗净。

2. 将糯米、红枣、百合、枸杞子、冰糖放入椰壳中，倒九成满椰汁，盖上顶盖。

3. 将电压锅中加入 1/5 的水，放 1 个小碟子盛接住椰子，加热 1 个小时即可取出食用。

养心护肝，降脂降压

香瓜

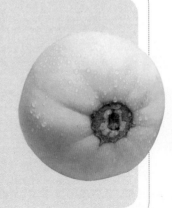

推荐用量：每天宜吃 80 克

营养成分	保健作用
香瓜含有膳食纤维、苹果酸、葡萄糖、氨基酸、甜菜茄、维生素 C 及钾、钙、镁等营养素	香瓜具有清暑热、解烦渴、利小便、护肝肾、催吐杀虫等功效。主治暑热烦渴、二便不利、肺热咳嗽、风热痰涎、宿食停滞于胃等病症

对高血压的积极作用：具有调节血压的功能

降压营养素：钾、膳食纤维

香瓜中所含的钾，有助于钠的代谢和排出，降低血压，同时还有助于减少降压药的用量。其所含的膳食纤维，具有调整糖类和脂类代谢的作用，可避免胆固醇沉积在血管壁上使血压升高。

对并发症的积极作用：促进胆固醇分解

优势营养素：维生素 C

香瓜中的维生素 C，能促进胆固醇分解，有效降低胆固醇水平，非常适合血脂异常的患者经常食用。此外，香瓜还有利于人体心脏、肝脏以及肠道系统的活动，促进内分泌和造血机能。

巧妙搭配

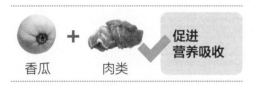

香瓜　＋　肉类　✓　促进营养吸收

食用禁忌

出血及体虚者，脾胃虚寒、腹胀便溏者忌食。

降压小厨房

香瓜炒荷兰豆

材料 香瓜 150 克，荷兰豆 200 克，虾仁 50 克。

调料 盐、白胡椒粉、鸡蛋清、姜片各适量。

做法

1. 往虾仁中加盐、白胡椒粉和半个鸡蛋清，抓匀腌 10 分钟；将荷兰豆焯水。
2. 在锅中加油，爆香姜片后加入腌好的虾仁翻炒，微变色后放荷兰豆翻炒片刻，放入香瓜、盐翻炒均匀即可。

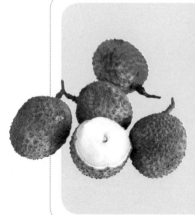

荔枝
减少患动脉硬化的概率

推荐用量： 每天吃 50 克为宜

营养成分	保健作用
荔枝含有膳食纤维、蛋白质、维生素A、维生素C、胡萝卜素、硫胺素、磷、硒、镁、铜、铁、锰、锌、钾等营养素	荔枝具有补脾益肝、理气补血、温中止痛、补心安神的功效；同时有补脑健身、开胃益脾、促进食欲之功效

对高血压的积极作用：减少患动脉硬化的概率

降压营养素：维生素 C

荔枝中含有的丰富的维生素 C，可降低血液中的胆固醇，减少患动脉硬化的概率，维持血管健康，从而有助于降低血压。此外，荔枝还有助于增强机体免疫功能，提高抗病能力。

对并发症的积极作用：增强心肌收缩力，改善心肌营养

优势营养素：氨基酸、维生素 B_1

荔枝中所含的维生素 B_1，能促进淀粉和糖类转化为热能；所含的烟酸，能降低血液中的胆固醇、三酰甘油和 β —脂蛋白的含量。

巧妙搭配

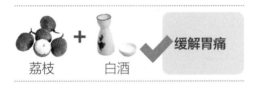

荔枝 ＋ 白酒 ✔ 缓解胃痛

食用禁忌

糖尿病患者不宜过多食用。

降压小厨房

荔枝炒牛肉

材料 牛肉 200 克，荔枝 100 克，青椒 30 克。

调料 姜片、盐、鸡精、老抽、料酒、淀粉、香油各适量。

做法

1. 将荔枝去皮去核；将青椒洗净切块。

2. 将牛肉洗净控干水，切薄片，加老抽、少量淀粉和料酒腌半小时。

3. 热锅凉油，放入姜片，将牛肉片翻炒均匀至完全变色，放入青椒块爆炒，加盐、鸡精调味。再加入荔枝翻炒至熟，淋少量香油即可。

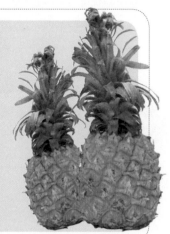

对肾炎、高血压病患者有益

菠萝

推荐用量： 每天宜吃 50 克

营养成分	保健作用
菠萝含有维生素 A、维生素 B_1、维生素 B_2、维生素 C 及钙、磷、铁等	菠萝具有清热解暑、生津止渴、利小便的功效，可用于伤暑、身热烦渴、消化不良等症

对高血压的积极作用：对肾炎、高血压病患者有益

降压营养素：维生素 C、糖类、盐类、酶

菠萝中含有的维生素 C，能够促进人体合成氮氧化物，而氮氧化物具有扩张血管的作用，从而有助于降低血压。此外，菠萝有利尿作用，适当食用对肾炎、高血压病患者有益。

对并发症的积极作用：改善局部的血液循环

优势营养素：菠萝蛋白酶、菠萝朊酶

菠萝中的菠萝蛋白酶能有效分解食物中的蛋白质，增强肠胃蠕动，缓解便秘。菠萝含有的菠萝朊酶，能分解蛋白质，改善局部的血液循环，消除炎症和水肿。

巧妙搭配

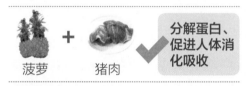

菠萝　＋　猪肉　　分解蛋白、促进人体消化吸收

食用禁忌

患有溃疡病、肾脏病、凝血功能障碍的人应禁食菠萝。

降压妙法增营养

食用前将菠萝放在淡盐水中浸泡，能去除蛋白酶，避免其对口腔黏膜的刺激。

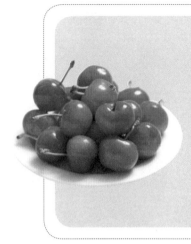

樱桃 具有利尿、降低血压的功效

推荐用量：每天吃 50 克为宜

营养成分	保健作用
樱桃中含有丰富的 B 族维生素、维生素 C、胡萝卜素、硫胺素、核黄素、钾及铁、钙、磷等矿物元素	樱桃中胡萝卜素及维生素 C 的含量相当丰富，常吃可养颜驻容，使皮肤红润嫩白，祛皱消斑

对高血压的积极作用：对抗钠升高血压的不利影响

降压营养素：钾、维生素 P

樱桃含有丰富的钾元素，可促进钠从尿液中排泄，同时钾还能对抗钠升高血压的不利影响，还可维护血管健康。其所含的维生素 P，能降低毛细血管的通透性，具有利尿、降低血压的功效。

对并发症的积极作用：较好地改善血脂水平

优势营养素：维生素 C

樱桃所含的维生素 C，能够促进胆固醇分解，可有效降低胆固醇水平；还能增强脂蛋白脂肪酶的活性，促进极低密度脂蛋白胆固醇和三酰甘油的分解，较好地改善血脂水平。

巧妙搭配

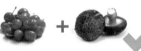

樱桃 ＋ 冬菇

补中益气
防癌抗癌
降压降脂 ✓

食用禁忌

有溃疡症状、上火者慎食樱桃。

降压小厨房

樱桃银耳汤

材料 樱桃、银耳各 20 克。

调料 糖桂花 5 克，冰糖适量。

做法

1. 将银耳去蒂、洗净，撕成小朵；将樱桃清洗干净。
2. 在锅里加水，放入樱桃、银耳、冰糖，用大火烧开，加入糖桂花用小火煨，等银耳熟烂时即可出锅。

钾含量丰富，辅助降压

哈密瓜

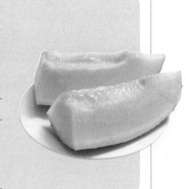

推荐用量： 每天宜吃 90 克

营养成分	保健作用
哈密瓜含蛋白质、膳食纤维、胡萝卜素、果胶、糖类、维生素 A、B 族维生素、维生素 C、磷、钠、钾等	如果常感到身心疲倦、心神焦躁不安或是口臭，食用哈密瓜都能有所改善

对高血压的积极作用：有助于减少降压药的用量

降压营养素：钾、膳食纤维

哈密瓜中含有丰富的钾，可以对抗钠升高血压的不利影响，保护血管健康，有助于减少降压药的用量。哈密瓜中的膳食纤维，具有调整糖类和脂类代谢的作用，可避免胆固醇沉积在血管壁上使血压升高。

对并发症的积极作用：不会快速升高血糖

优势营养素：膳食纤维

哈密瓜所含的膳食纤维，能够与胆固醇或其他脂质结合，减少胆固醇的吸收，起到降血脂的作用。此外，还能延缓糖类的吸收。

巧妙搭配

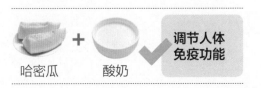

哈密瓜 + 酸奶 ✓ 调节人体免疫功能

食用禁忌

肾衰者尿少时不宜食用哈密瓜。

降压小厨房

密瓜西米盅

材料 哈密瓜半个，西米 100 克，牛奶 30 克。

调料 蜂蜜 10 克，蜜豆适量。

做法

1. 将煮好的西米与牛奶混合。
2. 用挖球器把哈密瓜果肉挖出，哈密瓜边缘削成整齐角度做成瓜盅。
3. 把挖出的哈密瓜球放回瓜盅内，在上面倒上西米牛奶，再铺些蜜豆，淋上蜂蜜即可。

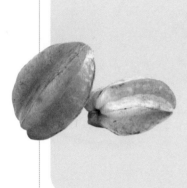

杨桃

保护肝脏，预防高血压

推荐用量： 每天吃 1 ~ 2 个为宜

营养成分	保健作用
杨桃含有丰富的蛋白质、脂肪、糖、枸橼酸、苹果酸、钙、钾、镁等营养素	杨桃果汁充沛，能迅速补充人体的水分，生津止渴，并使体内的热或酒毒随小便排出体外，消除疲劳感

对高血压的积极作用：对高血压、动脉硬化等心血管疾病有预防作用

降压营养素：维生素 C

杨桃含有丰富的维生素 C，能够促进人体合成氮氧化物，而氮氧化物具有扩张血管的作用，从而有助于降低血压。此外，杨桃能减少机体对脂肪的吸收，对高血压、动脉硬化等心血管疾病有预防作用。

对并发症的积极作用：有调节体内糖代谢的功能

优势营养素：维生素 B_1

杨桃含有的维生素 B_1，有调节体内糖代谢的功能，可以保证每天摄入的主食（淀粉）及糖类在人体内转化为能量。

巧妙搭配

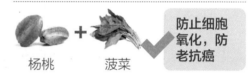

杨桃　　＋　　菠菜　　✔　　防止细胞氧化，防老抗癌

食用禁忌

杨桃性微寒，多食易使脾胃湿寒，便溏泄泻，有碍食欲及消化吸收，因此不宜过多食用。

🍳🍲 降压小厨房

杨桃汁

材料　杨桃 150 克。

做法

1. 将杨桃洗净晾干后，削去带涩味的棱片部分，再切成星星片状。
2. 将盐放入水（600 毫升）中煮沸，再放入杨桃片，煮滚即熄火，冷却后即可饮用。

减轻钠对血压的不利影响

杨梅

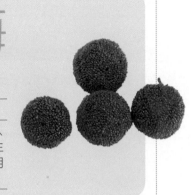

推荐用量： 每天宜吃 40 克

营养成分	保健作用
杨梅富含膳食纤维、维生素 A、维生素 C、维生素 E、蛋白质、脂肪、果胶、氨基酸以及钙、磷、铁等营养素	杨梅具有消食、御寒、消暑、止泻、利尿、治痢疾以及生津止渴、清肠胃等多种药用价值

对高血压的积极作用：有利于降低血压
降压营养素：钙、镁

　　杨梅中含有的钙，可促进尿钠的排泄，减轻钠对血压的不利影响，有利于降低血压。杨梅中所含的镁，能激活钙泵，泵入钾离子，限制钠内流，还能减少应激诱导的去甲肾上腺素的释放，从而起到降低血压的作用。

对并发症的积极作用：防止血栓的形成
优势营养素：维生素 C

　　杨梅中含有丰富的维生素 C，能增强毛细血管的通透性，具有明显的降血脂及预防冠心病和动脉硬化的作用，并可防止血栓的形成。此外，杨梅还具有预防癌症的功效。

巧妙搭配

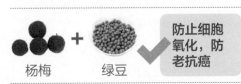

杨梅　＋　绿豆　✔　防止细胞氧化，防老抗癌

食用禁忌

　　糖尿病患者少食杨梅，以免使血糖过高。

降压妙法增营养

　　将杨梅放入盐水中浸泡半小时，可将其中的小虫逼出来。

降压小厨房

杨梅梨子番茄汤

材料　杨梅 100 克，雪梨、番茄各 3 个。
调料　冰糖 15 克，蜂蜜 10 克。

做法

1. 将杨梅、雪梨和番茄清洗干净；将雪梨去核、去皮，切块备用；将番茄切块备用。
2. 把杨梅、雪梨、番茄放入锅中，加适量清水煮开，放入冰糖，转小火继续煮 10 ~ 15 分钟，调入蜂蜜即可。

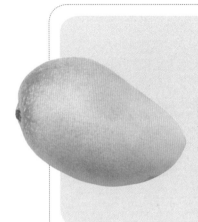

芒果

使血压得到良好的控制

推荐用量： 每天吃 100 克为宜

营养成分	保健作用
芒果含有丰富的膳食纤维、维生素 A、B 族维生素、维生素 C、胡萝卜素以及少量的钙、磷、铁等矿物质	芒果能增加胃肠蠕动，使粪便在结肠内停留时间缩短，因此常食芒果对防治结肠癌很有裨益

对高血压的积极作用：使血压得到良好的控制

降压营养素：维生素 C

芒果含有丰富的维生素 C，能将胆固醇氧化，变成胆酸排出，使血液流通顺畅，保证血管健康，使血压得到良好的控制。芒果有益胃、止呕、止晕的功效，对于高血压引起眩晕有一定的疗效。

对并发症的积极作用：促使胆固醇排出体外

优势营养素：膳食纤维

芒果中含有的膳食纤维，可延缓肠道对食物的吸收，促进肠胃蠕动，防治便秘，还能促使胆固醇排出体外，有益于高脂血、动脉硬化、高血压及心脑血管等疾病患者。

巧妙搭配

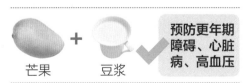

芒果　＋　豆浆　✓　预防更年期障碍、心脏病、高血压

食用禁忌

食用芒果过敏者及湿热人士应少吃或不吃。

降压小厨房

芒果鸡

材料 鸡胸肉 200 克，芒果 2 个，青椒 1 个，柠檬半个。

调料 葱花、蒜末、白糖、黄酒、生抽、白胡椒粉各适量，盐 2 克。

做法

1. 将鸡胸肉切丁，加盐、白胡椒粉、黄酒腌 15 分钟；将芒果去皮切丁；将青椒洗净切块；将柠檬切片。

2. 油烧至六成热，炒香蒜末，放鸡丁翻炒至变色，放生抽和白糖炒匀，放入青椒、柠檬片、芒果丁翻炒约 1 分钟，撒上葱花即可。

有显著的利水降压作用

李子

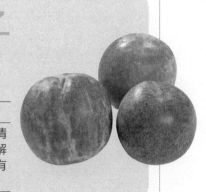

推荐用量： 每天宜吃 2 ~ 3 个

营养成分	保健作用
李子含有蛋白质、膳食纤维、维生素 A、B 族维生素、维生素 E、钾、镁、硒等营养素	李子味甘酸、性凉，具有清热生津、泻肝涤热、活血解毒、利水消肿之功效，并有解酒毒、清醒头目的作用

对高血压的积极作用：有显著的利水降压作用

降压营养素：苦杏仁甙、脂肪油

李子核中含有的苦杏仁甙和脂肪油，有显著的利水降压作用，同时还具有止咳祛痰的作用。

对并发症的积极作用：适合高血压并发糖尿病患者食用

李子能促进胃酸和胃消化酶的分泌，有增加肠胃蠕动的作用，因而食李子能促进消化，增加食欲。此外，李子含糖量低，食用后不会使血糖快速升高，适合高血压并发糖尿病患者食用。

巧妙搭配

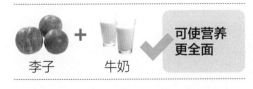

李子　　牛奶　　可使营养更全面

李子和牛奶二者搭配食用，可使营养更全面，可作为糖尿病患者的加餐。

食用禁忌

李子食用过量会伤脾胃，引起腹泻，降低食欲。

降压小厨房

李子果香鸡

材料　柴鸡 1 只，李子 100 克，洋葱、土豆各 1 个。

调料　黄酒 10 克，姜片、大料、盐各适量。

做法

1. 将李子、洋葱、土豆洗净后切块；将整鸡处理干净后焯水去血沫，捞出控干。

2. 整将鸡放入汤锅，加洋葱、土豆、李子块和姜片、大料，倒入适量清水。大火煮开，烹入黄酒，开盖继续煮 10 分钟。盖上盖转小火煲 60 分钟，加盐调味即可。

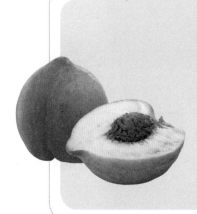

桃 排出体内多余盐分，辅助降压

推荐用量： 每天吃 2 ~ 3 个为宜

营养成分	保健作用
桃含有蛋白质、碳水化合物、维生素 A、B 族维生素、维生素 C、维生素 E 以及钙、磷、钾、钠、镁、铁等营养素	桃有补益气血、养阴生津的作用，可用于大病之后气血亏虚、面黄肌瘦、心悸气短者

对高血压的积极作用：有显著的利水降压作用

降压营养素：苦杏仁甙、脂肪油、钾

桃核中含有的苦杏仁甙和大量的脂肪油，有显著的利水降压作用，同时还具有止咳祛痰的作用。桃含钾元素较高，可帮助机体排出多余的钠，有利于血压下降。

对并发症的积极作用：具有减肥、降脂的功效

优势营养素：肌醇、膳食纤维

桃子含有的肌醇能促进人体多余脂肪的排出，具有减肥、降脂的功效。桃子含有的膳食纤维可以促进胆固醇和甘油三酯的排泄，从而降低血脂。

巧妙搭配

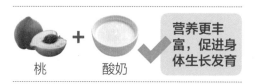

桃 + 酸奶 ✔ 营养更丰富，促进身体生长发育

食用禁忌

有口干、口渴、便秘、咽喉疼痛者最好少吃或不吃桃子。

🍴🍲 降压小厨房

香蕉拌桃

材料 香蕉、鲜桃各 200 克。
调料 柠檬汁适量。
做法

1. 将香蕉去皮，切片；将鲜桃洗净，去皮除核，切片。
2. 将香蕉片和鲜桃片一同放入盘内，均匀地淋上柠檬汁即可。

血液流通顺畅，降低血压

金枪鱼

水产类 ✔

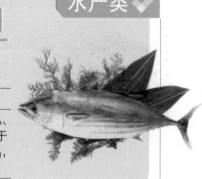

推荐用量： 每天宜吃 80 克

营养成分	保健作用
金枪鱼含有丰富的不饱和脂肪酸、氨基酸、维生素、铁、钾、钙、碘等营养素	金枪鱼中含有丰富的 DHA、EPA、牛磺酸，能减少血液中的脂肪，利于肝细胞再生。经常食用金枪鱼食品，还能够保护肝脏，降低肝脏发病率

对高血压的积极作用：使血压平稳下降
降压营养素：ω-3 脂肪酸、镁

金枪鱼中含有丰富的 ω-3 脂肪酸，可以提升体内一氧化氮的水平，能更好地舒张血管平滑肌，从而降低血压。金枪鱼所含的镁，能使心脏正常工作，具有扩张血管的作用，使血压平稳下降。

对并发症的积极作用：预防血栓的形成
优势营养素：牛磺酸、EPA

金枪鱼所含的牛磺酸可以抑制交感神经的兴奋性，降低血液中胆固醇的含量，有效预防动脉硬化。其所含的 EPA，对生物体有调节作用，可使"坏"胆固醇不沉积，预防血栓的形成，保护心脑血管系统。

巧妙搭配

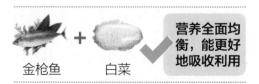

金枪鱼 ＋ 白菜　✔　**营养全面均衡，能更好地吸收利用**

金枪鱼和白菜，二者同食可使营养更加全面均衡，且能更好地吸收利用。

降压烹调方法

金枪鱼最佳食用方法是生鱼片，味道鲜美，弹滑多汁。

🍴🥄🍲　降压小厨房

金枪鱼沙拉

材料　玉米粒 250 克，金枪鱼 150 克，洋葱、胡萝卜、黄瓜各 50 克。

调料　橄榄油、盐、柠檬汁各适量。

做法

1. 将胡萝卜洗净切丁，和玉米粒一起煮熟；将洋葱、黄瓜洗净切丁；将金枪鱼取肉。

2. 热锅中加两勺橄榄油，放入金枪鱼煸炒熟，和胡萝卜丁、黄瓜丁、洋葱丁、玉米粒一起放入大碗中，加柠檬汁和盐拌匀即可。

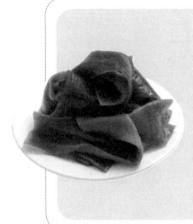

海带 防止血黏性增大引起的血压上升

推荐用量： 每天吃 150 ～ 200 克为宜

营养成分	保健作用
海带含有丰富的膳食纤维和钙、镁、钾、磷、铁、锌等矿物质以及维生素 B_1、维生素 B_2	海带中含有 60% 的岩藻多糖，是极好的食物纤维，能延缓胃排空和食物通过小肠的时间，达到帮助糖尿病患者控制血糖的目的

对高血压的积极作用：对高血压患者十分有益

降压营养素：岩藻多糖、钾、钙、甘露醇

海带中所含的岩藻多糖，可防治血栓和因血液黏性增大而引起的血压上升。此外，海带中还含有丰富的钾和钙，具有扩张外周血管的作用，具有良好的降压功效。海带中所含的甘露醇有利尿、降压的作用，常食海带对高血压患者十分有益。

对并发症的积极作用：使血液的黏度降低

优势营养素：不饱和脂肪酸、膳食纤维、褐藻酸

海带含有不饱和脂肪酸和大量的膳食纤维，能清除附着在血管壁上的胆固醇，促进胆固醇的排泄，还能使血液的黏度降低，减少血管硬化。海带中的褐藻酸，能促进胆固醇的排泄，控制胆固醇的吸收。

巧妙搭配

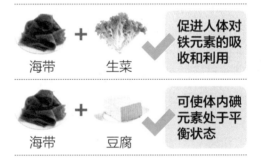

海带 + 生菜　促进人体对铁元素的吸收和利用

海带 + 豆腐　可使体内碘元素处于平衡状态

食用禁忌

患有甲亢的病人不要吃海带，因海带中碘的含量较丰富，会加重病情。

孕妇不宜大量食用海带，因为碘可随血液循环进入胎儿体内，可能引起甲状腺功能障碍。

降压妙法增营养

干海带含有有毒金属——砷，烹制前应先用清水漂洗，然后浸泡 6 个小时以上（不可过长），并要勤换水，这样处理后海带食用起来才安全。

降压小厨房

海带三丝

材料　海带 300 克，胡萝卜 100 克，葱 50 克，香菜少许。

调料　蒜末、醋、盐、香油各适量。

做法

1. 将海带洗净，放蒸锅中干蒸 30 分钟，取出用清水浸泡片刻，捞出，沥干，切成约 10 厘米长的丝。

2. 将胡萝卜洗净，切丝；将葱切丝；将香菜洗净，切段。

3. 将切好的食材盛盘，加入蒜末、醋、盐、香油拌匀即可。

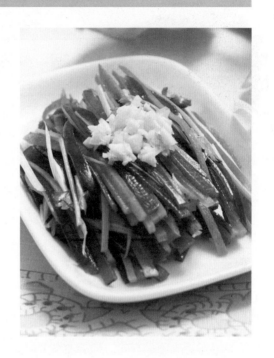

海带炖豆腐

材料　海带（水发）100 克，豆腐 150 克。

调料　葱、姜、蒜、料酒、生抽、胡椒粉、盐、糖、鸡精各适量。

做法

1. 将豆腐切成块，先焯一下水，去掉豆腥味。

2. 将海带洗净，切成片。

3. 在锅中倒油，烧至六成热，爆香葱、姜、蒜，下海带炒，加少量生抽，然后加水，最后把豆腐块下锅。

4. 水开后加盐、糖、鸡精、胡椒粉，盖上锅盖大火炖 20 分钟左右即可。

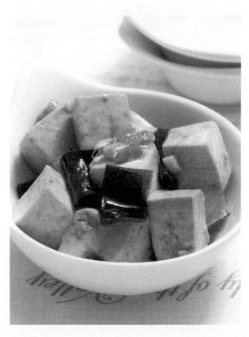

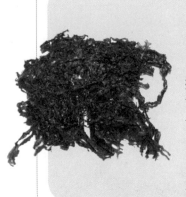

紫菜 　有助于改善血管狭窄

推荐用量： 每天吃 5 ~ 15 克（水发）为宜

营养成分	保健作用
紫菜含有胡萝卜素、维生素 B_1、维生素 B_2、烟酸、铁、钾、磷、钙、镁等营养成分	紫菜富含胆碱和钙、铁，能增强记忆，治疗妇幼贫血，促进骨骼、牙齿的生长和保健；其所含的甘露醇，可作为治疗水肿的辅助食品

对高血压的积极作用：改善血管狭窄的情况

降压营养素：胆碱、藻朊酸钠和锗、胜肽

　　紫菜中的胆碱可以代谢脂肪，保护血管健康，有效预防动脉硬化，从而降低血压。紫菜中含有的藻朊酸钠和锗，能改善血管狭窄的情况，改善血管的机能，有益于高血压患者控制病情。此外，紫菜中的胜肽具有松弛血管平滑肌，调节血压的作用。

对并发症的积极作用：显著降低血清中胆固醇的总含量

优势营养素：牛磺酸、镁、钙

　　紫菜含有的牛磺酸可促进胆固醇分解，降低血清中的有害胆固醇。紫菜中镁的含量很高，能显著降低血清中胆固醇的总含量。紫菜中的钙，有刺激胰岛 β 细胞的作用，能够促进胰岛素的正常分泌，同时还能避免骨质疏松。

巧妙搭配

 + 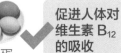 促进人体对维生素 B_{12} 的吸收

紫菜　　　鸡蛋

 + 有利于糖尿病患者缓解病情

紫菜　　　墨鱼

食用禁忌

　　胃肠消化功能不好的人应少食紫菜；腹痛、便溏者不宜食用紫菜。

降压妙法增营养

　　紫菜是海产食品，容易返潮变质，应将其装入黑色食品袋置于低温干燥处，或放入冰箱中，可保留其味道和营养。

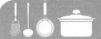 降压小厨房

黄豆芽紫菜汤

材料 黄豆芽 300 克，紫菜 25 克。

调料 蒜末、盐、鸡精、香油各适量。

做法

1. 将紫菜泡发，洗净，撕成小块。
2. 将黄豆芽去豆皮，洗净。
3. 在锅内放适量清水，下紫菜和黄豆芽，大火煮沸，转小火焖煮 15 分钟，下蒜末、盐、鸡精、香油搅拌均匀即可。

营养功效 该汤具有滋润内脏、清除躁闷的功效，还能补充身体所需要的钙质，预防骨质疏松。

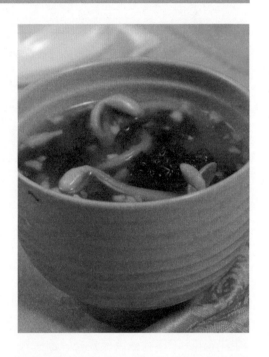

紫菜咸豆浆

材料 豆浆 250 毫升，紫菜（水发）15 克，虾皮 10 克。

调料 酱油、香醋、香油或辣油、葱各适量。

做法

1. 将紫菜泡发撕碎；将葱切成葱花。
2. 将豆浆煮沸，碗里放入一汤匙兑了香醋的酱油，加入豆浆，立即看到豆浆起絮。
3. 撒上紫菜碎、虾皮、葱花，最后淋上几滴香油或辣油即成。

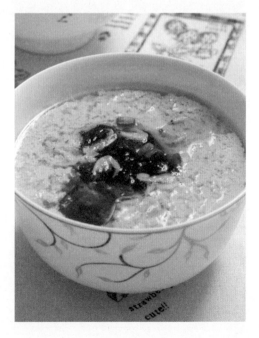

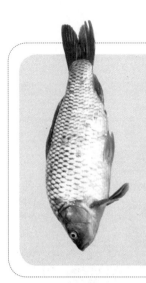

鲤鱼

降低胆固醇，预防心脑血管疾病

推荐用量： 每天吃 80 克为宜

营养成分	保健作用
鲤鱼含有丰富的蛋白质、脂肪、维生素 A、核黄素、烟酸、维生素 E、钾、镁、锌、硒等营养素	鲤鱼具有健脾开胃、利尿消肿、止咳平喘、清热解毒等功效。适用于水肿、咳嗽、气喘、癫痫等病症

对高血压的积极作用：帮助高血压患者改善肌肉疲劳状况

降压营养素：钾

　　鲤鱼含有丰富的钾离子，能够促进钠从尿液中排泄，同时钾还可以对抗钠升高血压的不利影响，对血管的损伤有防护作用，能够有效降低血压。此外还能增强肌肉的强度，帮助高血压患者改善肌肉疲劳状况。

对并发症的积极作用：降低胆固醇与甘油三酯

优势营养素：不饱和脂肪酸、烟酸

　　鲤鱼的脂肪大部分是由不饱和脂肪酸组成的，脂肪成液态，具有良好的降低胆固醇的作用，长期食用，不仅能增加营养，维护健康，还能防治冠心病。鲤鱼中的烟酸具有降低胆固醇与甘油三酯的功能，同时可以扩张血管，促进血液循环。

巧妙搭配

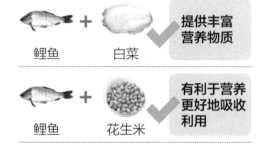

| 鲤鱼 | + | 白菜 | ✓ 提供丰富营养物质 |

| 鲤鱼 | + | 花生米 | ✓ 有利于营养更好地吸收利用 |

降压妙法增营养

　　将鲤鱼去鳞剖腹洗净后，放入盆中，倒一些黄酒，不仅能去除鲤鱼的腥味，还能使鲤鱼的味道更加鲜美。

降压小厨房

清蒸鲤鱼

材料 鲤鱼 500 克，青笋 100 克。

调料 老姜、葱、料酒、香油、生抽各适量，盐 3 克。

做法

1. 将鲤鱼清理干净后劈成两半装盘；将青笋处理好切丝；将老姜一部分切片，一部分剁成茸；将葱切段。

2. 老姜片、葱段、料酒、盐抹满鲤鱼身腌制 15 分钟以上。在鱼盘中加水，放入沸水蒸锅中蒸 15 分钟。

3. 取出后将鲤鱼盘中的汤倒入炒锅中烧沸，放入青笋丝、生抽煮两分钟，起锅淋入鲤鱼上，滴上香油即可食用。

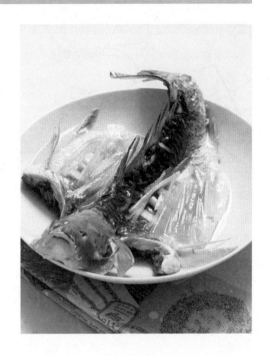

豆腐土豆炖鲤鱼

材料 鲤鱼 250 克，土豆 100 克，豆腐 100 克。

调料 姜丝、蒜苗、香菜、植物油各适量。

做法

1. 将鲤鱼处理干净切成大块；将土豆切成滚刀块；将豆腐切成方块。

2. 将锅置于火上，加入植物油，待八成热时，放入姜丝和蒜苗煸出香味，再放入鲤鱼块，待鲤鱼皮变色后，倒入开水，没过鲤鱼块，大火烧后放入豆腐块，直至鲤鱼汤泛出奶白色。

3. 转小火，放入土豆块，待土豆块熟后，关火，放适量盐，盖上锅盖焖上 10 分钟，吃前放入香菜即可。

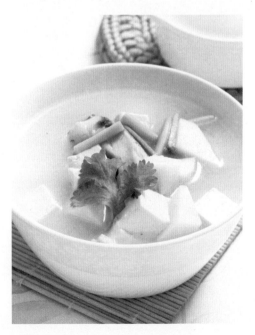

带鱼 可显著降低胆固醇

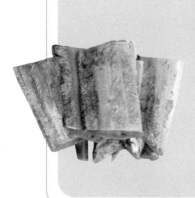

推荐用量： 每天吃 80 克为宜

营养成分	保健作用
带鱼含蛋白质、不饱和脂肪酸、维生素 A、维生素 B_1、维生素 B_2、磷、铁、钙、锌、镁等营养素	带鱼全身的鳞和银白色油脂层中含有一种抗癌成分 6－硫代鸟嘌呤，对辅助治疗白血病、胃癌、淋巴肿瘤等有益

对高血压的积极作用：对心血管系统有很好的保护作用

降压营养素：镁

带鱼含有丰富的镁元素，可激活钙泵，泵入钾离子，限制钠内流，还能减少应激诱导的去甲肾上腺素的释放，从而起到降低血压的作用，对心血管系统有很好的保护作用。

对并发症的积极作用：促使血液中的脂肪加速排出

优势营养素：烟酸、维生素 B_2

带鱼所含的烟酸，能参与脂肪的代谢，可以减少血液中的低密度脂蛋白及甘油三酯，还可增加高密度脂蛋白。其所含的维生素 B_2，有益于破损血管的修复，使胆固醇不易沉积，促使血液中的脂肪加速排出。

巧妙搭配

 + ✓ 对糖尿病多尿者有一定的辅助疗效

带鱼　　　荸荠

食用禁忌

带鱼属发物，凡患有疖疮、湿疹等皮肤病或皮肤过敏者忌食。

降压妙法增营养

带鱼的鱼鳞中含有丰富的蛋白质、磷脂、铁等营养素，且带鱼鳞中含有的不饱和脂肪酸有防治高血压及冠心病的功效，因此在烹饪带鱼时不要刮掉鱼鳞。

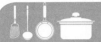

降压小厨房

糖醋带鱼

材料　带鱼 500 克。

调料　葱丝、姜丝、蒜片、香菜、酱油、
　　　　醋、绍酒、糖、花椒油各适量。

做法

1. 将带鱼去头、尾、内脏，洗净，剁成
   5 厘米左右的段，用盐略腌。

2. 在锅中多放些油烧热，下带鱼段炸熟，
   两面呈金黄色时出锅，沥干油待用。

3. 在锅中留底油，下葱丝、姜丝、蒜片煸
   炒，放入炸好的带鱼，烹入绍酒、醋、
   酱油，加少许汤，放糖，入味后淋花椒
   油，炒匀盛出，用香菜点缀即可。

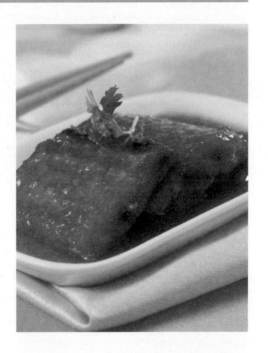

红烧带鱼

材料　带鱼 200 克。

调料　葱、姜、淀粉、料酒、植物油、
　　　　酱油、糖、鸡精、醋各适量。

做法

1. 将带鱼洗净，沥干水分，两面拍上一
   层薄薄的淀粉。

2. 在平底锅中擦上植物油，小火烧热，
   放入带鱼，煎至两面金黄。

3. 另起锅，倒入底油，将带鱼全部放
   入，放料酒、酱油、糖，翻炒片刻，
   加开水没过带鱼，放入葱、姜，大火
   烧开后改中火烧至汤汁渐干，加入少
   许醋即可起锅。

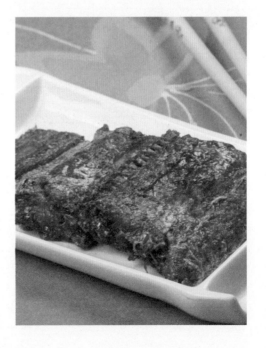

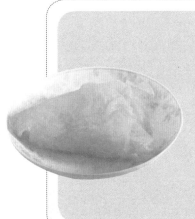

海蜇 对早期高血压疗效最佳

推荐用量： 每天吃 40 克为宜

营养成分	保健作用
海蜇含有脂肪、蛋白质、核黄素、硫胺素、视黄醇当量、烟酸、维生素 E、钙、镁、铁、锰、锌、铜、硒等营养素	海蜇能清热化痰，对气管炎、哮喘、胃溃疡、风湿性关节炎等疾病有益，并有防治肿瘤的作用

对高血压的积极作用：减弱心肌收缩力，降低血压

降压营养素：乙酰胆碱

海蜇头原液中有类似乙酰胆碱的物质，能减弱心肌收缩力，降低血压，对各期高血压均有良好的效果，尤其是对早期高血压疗效最佳。此外，海蜇还具有扩张血管的作用，可辅助降压。

对并发症的积极作用：能够促进胰岛素的正常分泌

优势营养素：钙、不饱和脂肪酸

海蜇中含有丰富的钙，具有刺激胰岛 β 细胞的作用，能够促进胰岛素的正常分泌，同时还能避免骨质疏松。海蜇中的不饱和脂肪酸，能降低血液中的胆固醇和甘油三酯，对预防心血管疾病、改善内分泌都起着关键的作用。

巧妙搭配

 海蜇 + 木耳 → 润肠通便、嫩白美肤、降压

食用禁忌

不宜食用新鲜海蜇，因为新鲜的海蜇含水多，皮体较厚，还含有毒素，只有经过食用盐加明矾腌渍 3 次，才能让毒素随水排尽。另外，也不可食用有异味的海蜇。

降压妙法增营养

生拌海蜇丝时，可将海蜇丝用凉开水反复冲洗干净，再晾干，可以预防食物中毒。

降压小厨房

凉拌海蜇

材料　海蜇 200 克。

调料　酱油 5 克，醋 10 克，姜末 5 克，香油 3.5 克，味精少许。

做法

1. 取海蜇，放入清水浸泡 4 ~ 8 小时，再充分洗除，然后切成细丝，用冷开水洗涤 1 ~ 2 次，放在盆内。

2. 盆中加入适量的酱油、醋、姜末、香油和少许味精调味，充分拌匀，即可食用。

营养功效　该菜具有软坚消积、养阴止咳、润肠通便以及降压的作用。

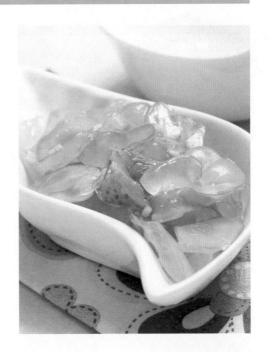

爆炒海蜇

材料　海蜇 200 克，大白菜心 100 克。

调料　植物油、盐、高汤、酱油、料酒、味精、葱丝、姜各适量。

做法

1. 将海蜇放入清水中浸泡 4 小时，冲洗干净，切成丝；将大白菜心洗净切成片状。

2. 将锅置于火上，倒入植物油，放入葱丝、姜、高汤、料酒，沸腾后倒入海蜇丝和大白菜心，翻炒数下，放盐、味精、酱油，快速翻炒片刻即可出锅。

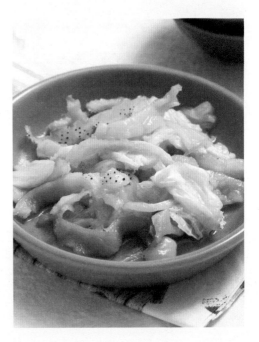

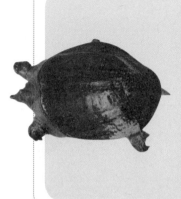

甲鱼

保护和软化血管，降低血压

推荐用量： 每天吃 30 克为宜

营养成分	保健作用
甲鱼含有蛋白质、维生素 A、维生素 B$_2$、烟酸、维生素 D、钙、磷、铁、碘等营养成分	甲鱼不但味道鲜美、高蛋白、低脂肪，而且是含有多种维生素和矿物质的滋补珍品，能增强身体的抗病能力及调节人体的内分泌

对高血压的积极作用：对稳定血压有一定的益处

降压营养素：牛磺酸、烟酸

甲鱼中所含的牛磺酸，能抑制肾上腺素的分泌及降低交感神经的敏感性，避免人体因紧张、压力和盐分过量，导致的血压升高。甲鱼所含的烟酸，能保护和软化血管，对稳定血压有一定的益处。

对并发症的积极作用：预防和辅助治疗血脂异常症和动脉硬化

优势营养素：不饱和脂肪酸、钙、铁、锌、镁、硒

甲鱼富含不饱和脂肪酸，同时还含有丰富的钙、铁、锌、镁、硒等矿物质和抗细胞氧化酶，可净化血液并能有效降低高脂饮食后升高的胆固醇，有益于预防和辅助治疗血脂异常症和动脉硬化。

巧妙搭配

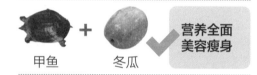

甲鱼 + 冬瓜 ✓ 营养全面 美容瘦身

食用禁忌

不要吃死的或是未熟透的甲鱼，因为这时甲鱼体内富含的组氨酸会迅速分解而生成有毒物质组胺，易引发中毒。

降压妙法增营养

将甲鱼自身的胆汁涂抹于甲鱼全身，稍待片刻，用清水漂洗干净，可去掉甲鱼难以去除的腥味，而且胆汁经过冲洗不会影响甲鱼的味道。

降压小厨房

清蒸甲鱼

材料 甲鱼1只,五花肉50克,火腿、香菇各25克。

调料 葱段、姜片、蒜末、料酒、水淀粉、香油、盐各适量。

做法

1. 将甲鱼处理干净,焯透,揭壳剁成块,加盐和料酒腌15分钟;将火腿和五花肉切片;将香菇洗净,切丝。

2. 将甲鱼加壳完整放碗内,加火腿片、五花肉片、香菇丝、葱段、姜片、蒜末、香油,沸水上锅用中火蒸30分钟。

3. 倒出蒸甲鱼的原汤烧沸,用水淀粉勾芡,淋在蒸熟的甲鱼上即可。

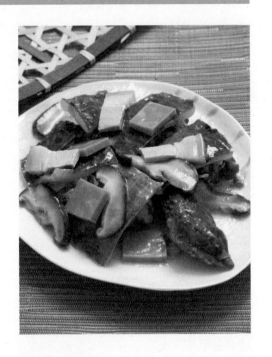

香菇炖甲鱼

材料 甲鱼200克,鸡胸肉50克,香菇、冬笋片、火腿片各25克。

调料 料酒、盐、葱段、姜片、胡椒粉各适量。

做法

1. 将甲鱼处理干净后剁成两块,用沸水焯一下;将鸡胸肉剁成泥;将火腿片、冬笋片、香菇分别入沸水中焯一下捞出。

2. 将甲鱼块放在盘内,加料酒、葱段、姜片,上笼蒸熟,取甲鱼肉放入砂锅,倒入鸡胸肉泥,码上火腿片、冬笋片、香菇,放葱段、姜片、料酒、盐、胡椒粉,炖15分钟即可。

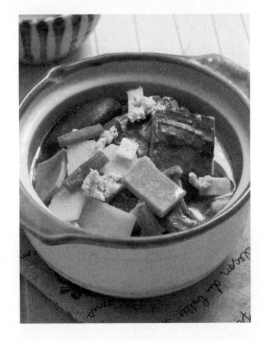

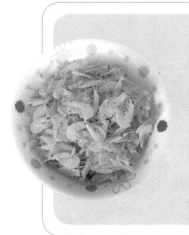

虾皮　防止脑血管意外的发生

推荐用量： 每天吃 10 克为宜

营养成分	保健作用
虾皮含有丰富的蛋白质和钙，还含有维生素 A、维生素 B_1、维生素 B_2、烟酸、磷、铁、碘、锌等营养成分	常食虾皮，不仅可以预防骨质疏松症，而且对提高食欲和增强体质都很有好处

对高血压的积极作用：防止脑血管意外的发生

降压营养素：钙

虾皮中含有丰富的钙质，能够促进尿钠的排泄，减轻钠对血压的不利影响，有利于降低血压。因此，适当进补含钙量多的虾皮，可使血压保持稳定，并能防止脑血管意外的发生。

对并发症的积极作用：很好地保护心血管系统

优势营养素：镁

虾皮中含有丰富的镁元素，对心脏活动具有重要的调节作用，能很好地保护心血管系统，可减少血液中的胆固醇含量，对于预防动脉硬化、高血压及心肌梗死有一定的作用。

巧妙搭配

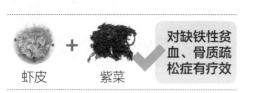

虾皮 ＋ 紫菜　对缺铁性贫血、骨质疏松症有疗效

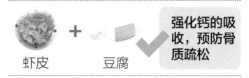

虾皮 ＋ 豆腐　强化钙的吸收，预防骨质疏松

食用禁忌

虾皮为发物，过敏性鼻炎、支气管炎、反复发作性过敏性皮炎等过敏性疾病的患者忌食，患有宿疾者不宜食用。

降压妙法增营养

虾皮中含有少量的二甲基亚硝胺等挥发性亚硝基化合物，因此，食用前最好用水煮后再烹调，或在日光下直接暴晒 3～6 小时，也可达到消除和减少致癌物的目的。

用泡桂皮的沸水把虾皮冲烫一次，味道会更鲜美。

降压小厨房

虾皮蒿子秆

材料　蒿子秆 200 克、虾皮 10 克。

调料　盐 2 克，植物油适量。

做法

1. 将蒿子秆择洗干净，切段。
2. 将炒锅置火上，倒植物油烧热，将虾皮、蒿子秆倒入锅内迅速翻炒，待蒿子秆将熟时，调入盐翻炒均匀即可。

营养功效　该菜具有健脾养胃，缓解便秘，预防骨质疏松的功效。

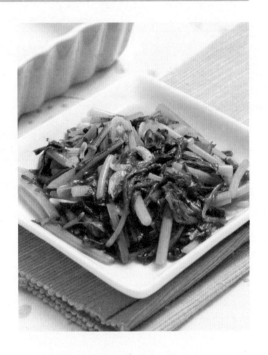

白菜虾皮汤

材料　白菜 50 克，虾皮 10 克。

调料　葱花、香油、醋、胡椒粉、鸡精、盐各适量。

做法

1. 将白菜洗净，切丝；将虾皮用温水浸泡 10 分钟，去掉一些盐分；将葱花用香油、醋、胡椒粉、鸡精和盐腌好备用。
2. 在锅中加适量水，放入虾皮煮开，然后放入白菜丝再次煮沸。
3. 关火，放入腌好的葱花即可。

营养功效　该菜具有促进肠胃蠕动，预防便秘的功效。

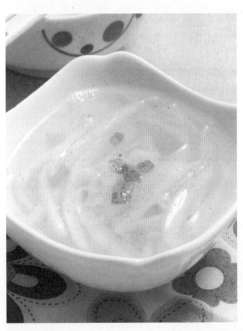

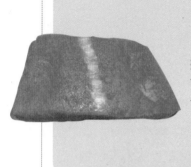

三文鱼

使血压保持稳定

推荐用量： 每天吃 60 ~ 80 克为宜

营养成分	保健作用
三文鱼含有丰富的蛋白质、不饱和脂肪酸、维生素 A、烟酸及钙、磷、钾、镁、硒等营养成分	三文鱼所含的 ω-3 脂肪酸是脑部、视网膜及神经系统必不可少的物质；三文鱼中含有一种强效抗氧化成分虾青素，能延缓皮肤衰老

对高血压的积极作用：使血压保持稳定

降压营养素： ω-3 脂肪酸

三文鱼中含有的 ω-3 脂肪酸，可以提升体内一氧化氮的水平，能更好地舒张血管平滑肌，使血液流通顺畅，从而降低血压。

对并发症的积极作用：增强血管弹性

优势营养素： ω-3 脂肪酸

三文鱼中含有丰富的 ω-3 脂肪酸，能降低血液中甘油三酯水平，并能升高高密度脂蛋白胆固醇，增强血管弹性。

巧妙搭配

三文鱼

+

绿芥末

✓ 对缺铁性贫血、骨质疏松症有疗效

食用禁忌

如果发现三文鱼的颜色变暗，肉质弹性下降，就不能生吃了。

降压妙法增营养

做三文鱼时宜做成八成熟，可保持三文鱼的鲜嫩，还可去除鱼腥味。

降压小厨房

清蒸三文鱼

材料 三文鱼肉 300 克。

调料 葱丝、姜丝各适量，香油 3 克，盐 2 克。

做法

1. 将三文鱼肉洗净，切段，撒少许盐抓匀，腌 30 分钟。
2. 取盘，放入三文鱼肉段，放上葱丝、姜丝、香油，放入烧沸的蒸锅大火蒸 10 分钟即可。

防止血管衰老，稳定血压

泥鳅

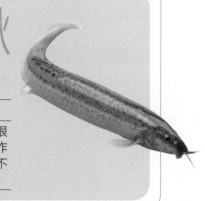

推荐用量：每天宜吃 80 克

营养成分	保健作用
泥鳅鱼含优质蛋白质、脂肪、维生素 A、维生素 B₁、烟酸、铁、磷、钙等	泥鳅肉质细嫩，营养价值很高。其滑涎有抗菌消炎的作用，可治湿热黄疸、小便不利、病后盗汗等症

对高血压的积极作用：有效地控制和阻断镉所致的高血压病

降压营养素：烟酸、钙

　　泥鳅中的烟酸，能够扩张血管，降低胆固醇，促进血液循环，降低血压。泥鳅还含有丰富的钙质，有利于尿钠的排泄，具有稳定血压的功效。

对并发症的积极作用：降低血脂浓度

优势营养素：不饱和脂肪酸

　　泥鳅所含脂肪成分较低，胆固醇更少，属高蛋白低脂肪食品，且含一种类似甘碳五烯酸的不饱和脂肪酸，有利于增加血管的弹性，降低血脂浓度。

巧妙搭配

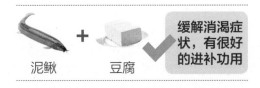

泥鳅　　豆腐　　缓解消渴症状，有很好的进补功用

食用禁忌

　　服用螺内酯、氨苯蝶啶以及补钾药物时不宜食用泥鳅。

降压妙法增营养

　　泥鳅死后组胺酸会转化为组织胺，对身体有害，因此泥鳅宜现杀现吃。

降压小厨房

泥鳅炖豆腐

材料　泥鳅 300 克，豆腐 150 克。

调料　姜片、蒜、葱花、白腐乳、植物油各适量，盐 3 克。

做法

1. 将泥鳅处理干净；将豆腐切块；将白腐乳加水捣碎成腐乳汁。

2. 在锅内加入少量植物油，放入姜片、蒜煸香，盛出姜蒜油装碗备用。

3. 另起锅倒入清水，放入豆腐和泥鳅煮开后淋入姜蒜油、腐乳汁转小火慢炖 20 分钟，调盐，撒葱花即可。

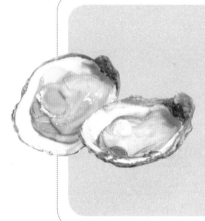

牡蛎

控制和阻断镉所致的高血压

推荐用量： 每天吃 15 ~ 30 克为宜

营养成分	保健作用
牡蛎含有蛋白质、牛磺酸、维生素 A、维生素 B_2、维生素 B_{12}、锌、碘、钾、磷、钙、镁等营养成分	牡蛎所含的碳酸钙有收敛、制酸、止痛等作用，有利于胃及十二指肠溃疡的愈合

对高血压的积极作用：有效地控制和阻断镉所致的高血压病

降压营养素：锌

牡蛎肉中含有丰富的锌元素，能够改变机体的锌 / 镉比值，降低镉对人体的危害，可有效地控制和阻断镉所致的高血压，有利于稳定高血压患者的病情。

对并发症的积极作用：增强血管弹性

优势营养素：牛磺酸、B 族维生素

牡蛎中含有的牛磺酸，可抑制血小板凝集，降低血脂，保持人体正常血压和防止动脉硬化，对心肌细胞有保护作用，可抗心律失常。其所含的 B 族维生素，可维护周围神经系统的健康，有预防和辅助治疗糖尿病周围神经病变的功效。

巧妙搭配

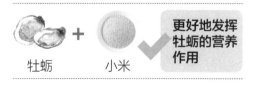

牡蛎　＋　小米　✓　更好地发挥牡蛎的营养作用

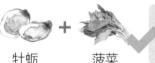

牡蛎　＋　菠菜　✓　有助于治疗糖尿病并发视网膜病变

食用禁忌

生吃牡蛎易感染诺瓦克病毒，可引起恶心、呕吐、腹泻及腹痛等症状，部分会有轻微发热、头痛、肌肉酸痛、倦怠、颈部僵硬、畏光等现象。因此，牡蛎最好做熟了再吃。

牡蛎易引发过敏，因此慢性皮肤病患者应忌食。

降压妙法增营养

用牡蛎煮汤时加些肉块、姜丝，可使煮出的汤呈牛奶状，且鲜美可口。

降压小厨房

牡蛎萝卜丝汤

材料　白萝卜 200 克，牡蛎肉 50 克。
调料　葱丝、姜丝、盐、香油各适量。
做法

1. 将白萝卜去根须，洗净，切丝；将牡蛎肉洗净。
2. 将锅置于火上，加适量清水烧沸，倒入白萝卜丝煮至九成熟，放入牡蛎肉、葱丝、姜丝煮至白萝卜丝熟透，用盐调味，淋上香油即可。

营养功效　该汤有利于改善和防治"三高"，起到护脑、健脑作用。

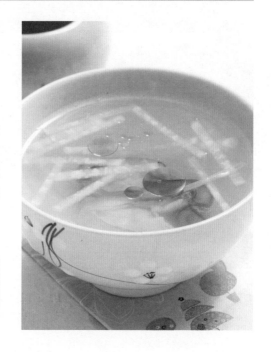

牡蛎蒸饭

材料　牡蛎、大米各 100 克。
调料　酱油、葱、蒜蓉、香油、芝麻、胡椒粉各适量。
做法

1. 将牡蛎用盐水冲洗干净，沥干水分。
2. 将大米淘洗干净，加入牡蛎，放入电饭锅一起蒸熟。
3. 另起锅，倒入油，烧至六成热，将所有调料一起放入锅中，翻炒均匀，制成调料汁。
4. 吃的时候将调料汁浇在牡蛎饭上，拌匀即可。

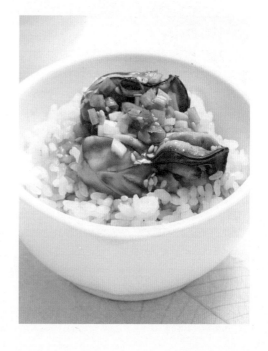

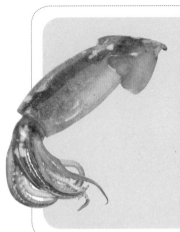

鱿鱼

有效防止血栓的形成，预防脑卒中

推荐用量： 每天吃 80 克为宜

营养成分	保健作用
鱿鱼中含有大量的碳水化合物、蛋白质、DHA、EPA、牛磺酸、钙、磷、铁、硒、碘、锰等矿物质	鱿鱼可有效减少血管壁内所累积的胆固醇，对于预防血管硬化、胆结石的形成都颇具效力。同时能补充脑力，预防老年痴呆症等

对高血压的积极作用：有效防止血栓的形成，预防脑卒中

降压营养素：EPA 不饱和脂肪酸

鱿鱼中的 EPA 不饱和脂肪酸，具有防止血小板粘连、凝聚的功能，因此它可以有效防止血栓的形成，预防脑卒中。

对并发症的积极作用：降低血糖浓度

优势营养素：牛磺酸

鱿鱼中含有丰富的牛磺酸，可抑制血小板凝集，降低血脂，保持正常血压和防止动脉硬化，对心肌细胞有保护作用，能够降低血液中胆固醇的含量。

巧妙搭配

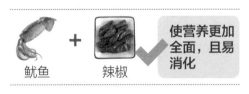

鱿鱼 ＋ 辣椒　　✓ 使营养更加全面，且易消化

食用禁忌

鱿鱼性质寒凉，脾胃虚寒的人不宜多吃。

降压小厨房

韭菜薹炒鱿鱼

材料 鲜鱿鱼 250 克，韭菜薹 100 克。
调料 酱油 5 克，盐 2 克。
做法

1. 将鲜鱿鱼剖开，清洗干净，切成宽条，放入开水中焯一下，捞出沥干水分；将韭菜薹洗净切段。
2. 将油锅烧热，放入韭菜薹翻炒，然后放入鱿鱼，翻炒至熟，加入盐、酱油，炒匀即可。

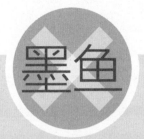

墨鱼

易引发动脉硬化

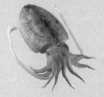

每 100 克可食用部分

营养成分	含量	含量比较
热量	83 千卡	中★★☆
蛋白质	15.2 克	中★★☆
脂肪	0.9 克	低★☆☆
胆固醇	275 毫克	高★★★
铁	1.0 毫克	中★☆☆
磷	413 毫克	高★★★
钙	15 毫克	低★☆☆

螃蟹

不利于心脑血管疾病的控制

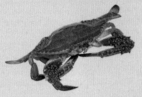

每 100 克可食用部分

营养成分	含量	含量比较
热量	103 千卡	中★★☆
蛋白质	17.5 克	中★★☆
脂肪	2.6 克	中★★☆
胆固醇	267 毫克	高★★★
维生素 E	5.79 毫克	高★★★
钾	329 毫克	低★☆☆
镁	23 毫克	中★★☆
磷	182 毫克	中★★☆
钙	126 毫克	中★★☆

虽然墨鱼具有很高的营养价值，且属于高蛋白、低脂肪的食物之一，但因其含有较高的胆固醇，极易引发动脉粥样硬化，导致心、脑等重要器官的血液供应不足，致使这些组织氧气和重要的营养物质供应缺乏。当斑块破裂后，胆固醇和血管壁的其他物质直接与血液接触，可引起血液凝集，导致血流中断。高血压的患者如果长期食用墨鱼可引发脑卒中、冠心病、心肌梗死等疾病，严重威胁身体健康。

螃蟹的胆固醇含量很高，每100克蟹肉含胆固醇267毫克，每100克蟹黄含胆固醇460毫克，每人每日胆固醇的摄入量以不超过300毫克为宜，胆固醇较高的高血压患者应控制在200毫克以下。吃一只中等大小的大闸蟹，一天的胆固醇摄入量已经超标。高血压患者及并发肾病患者，不宜多吃大闸蟹。患有糖尿病、血脂异常、心脏病、动脉硬化的人，也不宜多吃。

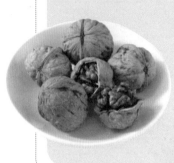

✔ 其他类

核桃 **对心理压力造成的血压升高有缓解作用**

推荐用量：每天吃 5 ~ 6 个为宜

营养成分	保健作用
核桃含有蛋白质、维生素 B_2、维生素 B_6、维生素 E、磷脂、钙、磷、铁等营养成分	核桃仁的镇咳平喘作用也十分明显，冬季，对慢性气管炎和哮喘病患者疗效极佳，因此经常食用核桃，既能强健身体，又能抗衰老

对高血压的积极作用：对心理压力造成的血压升高有缓解作用

降压营养素：ω-3 脂肪酸

　　核桃中含有 ω-3 脂肪酸，有助于缓解紧张情绪，释放心理压力，使平均舒张压明显下降，对心理压力造成的血压升高有缓解作用。

对并发症的积极作用：具有清洁血液的作用

优势营养素：不饱和脂肪酸、锌、锰

　　核桃油含有不饱和脂肪酸，可降低血液中胆固醇和甘油三酯的含量，还可祛除附着在血管上的胆固醇，具有清洁血液的作用。核桃所含的锌、锰，可使血管保持弹性，避免血管破裂造成胆固醇附着。

巧妙搭配

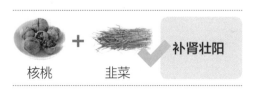

核桃 ＋ 韭菜 ✔ **补肾壮阳**

 ＋ ✔ **增强智力、延缓衰老、预防痴呆症**

核桃 黑芝麻

食用禁忌

　　核桃含有较多的脂肪，一次食用过量，易造成消化不良。

　　阴虚火旺、大便溏泄、吐血、流鼻血等疾病患者应少食或忌食核桃。

降压妙法增营养

　　核桃生食营养损失最少，在收获季节不经干燥取得的鲜核桃仁更是美味。

降压小厨房

松仁核桃紫米粥

材料　紫米100克，松仁15克，核桃仁50克。

调料　冰糖10克。

做法

1. 将紫米淘洗干净，用水浸泡约3小时；将核桃仁洗净掰碎。

2. 将锅置于火上，放入清水与紫米，大火煮沸后改小火煮至粥稠，加入核桃仁碎、松仁与冰糖，小火熬煮约20分钟至材料熟烂、冰糖化开即可。

营养功效　本粥具有滋润肌肤、益智健脑、提高机体免疫力的功效。

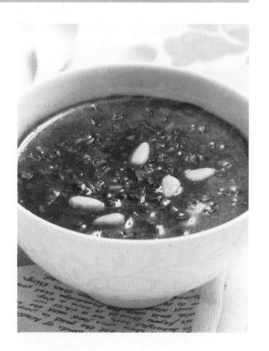

凉拌核桃仁

材料　芹菜150克，核桃仁6个。

调料　盐、鸡精、姜、香油各适量。

做法

1. 将芹菜择洗干净，切成段，焯水过凉，沥干水分。

2. 将核桃仁用热水泡一下，捞出剥去外皮，小火炸熟，用厨房纸吸去表面油分，用刀背压碎。

3. 将芹菜装入盘中，加入姜丝、盐、鸡精、香油拌匀，把核桃碎撒在芹菜上即可。

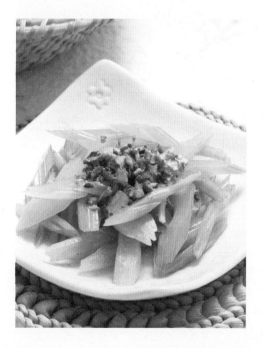

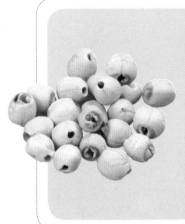

莲子

扩张血管，降低血压

推荐用量： 每天吃 6 ~ 15 克为宜

营养成分	保健作用
莲子含有蛋白质、B 族维生素、维生素 C、钙、铁、磷等营养成分	莲子中所含的棉籽糖，是一种低聚糖，是肠道益生菌的增殖因子，对提高机体免疫力、预防疾病有一定帮助

对高血压的积极作用：具有较强的降压作用

降压营养素：生物碱

莲心中所含生物碱具有较强的降压作用，作用机制主要是通过释放组织胺，使周围血管扩张，从而降低血压。

对并发症的积极作用：具有显著的强心作用

优势营养素：钙、生物碱

莲子中含有丰富的钙，具有刺激胰脏 β 细胞的作用，能够促进胰岛素的正常分泌，同时还能避免骨质疏松。莲心所含生物碱，具有显著的强心作用，莲心碱则有较强抗心律不齐的作用。

巧妙搭配

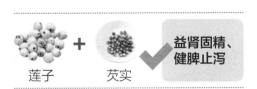

莲子 + 芡实 ✔ 益肾固精、健脾止泻

食用禁忌

莲子不易消化，便秘患者不宜食用，会加重症状。备孕男士不宜多吃。莲子不能生吃，容易影响脾胃功能。

🍴🥄🍲 降压小厨房

山楂红枣莲子粥

材料 大米 100 克，山楂肉 50 克，红枣（去核）、莲子（去心）各 30 克。

调料 红糖适量。

做法

1. 将大米、红枣、莲子各洗净。
2. 在锅内倒水烧开，加大米、红枣和莲子煮熟，放山楂肉稍煮，加红糖即可。

降低动脉压

花生

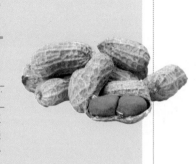

推荐用量： 每天宜吃 20 克

营养成分	保健作用
花生中含有丰富的 B 族维生素、卵磷脂、胆碱和亚油酸、花生酸以及钙、铁、硒、锌等	花生中的硒和另一种生物活性物质白藜芦醇可以防治肿瘤类疾病，同时也是预防和治疗心脑血管疾病的化学预防剂

对高血压的积极作用：降低动脉压
降压营养素：亚油酸

花生中含有的亚油酸，可在体内合成前列腺素，而前列腺素具有抗血栓、抗血凝以及扩张血管的作用，保证血液流通顺畅，降低动脉压。

对并发症的积极作用：预防动脉粥样硬化和心脏病
优势营养素：亚油酸、胆碱、卵磷脂

花生油中含有大量的亚油酸，可避免胆固醇在体内沉积，预防或减少心血管病的发病率。其所含的胆碱、卵磷脂，可降低血液中的三酸甘油酯，预防动脉粥样硬化和心脏病。

巧妙搭配

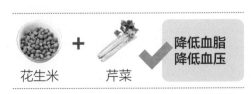

花生米 ＋ 芹菜 ✔ **降低血脂 降低血压**

食用禁忌

煮花生米时最好不用铁锅，否则会使花生米变黑，影响美感。

降压妙法增营养

花生米的红衣可防治各种出血，如肝病出血，因此食用时不宜把红衣丢弃。

🍴🥄🍲 降压小厨房

花生核桃奶糊

材料 米粉 50 克，花生米 5 克，核桃仁 20 克，牛奶 250 毫升。

做法

1. 将花生米、核桃仁洗净。
2. 用牛奶将米粉调匀，然后将调好的米粉、花生米、核桃仁倒入全自动豆浆机中，加水，煮至米糊做好即可。

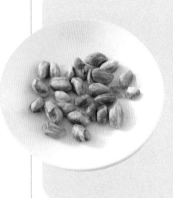

开心果

对血管的损伤有防护作用

推荐用量：每天吃 25 ~ 30 克为宜

营养成分	保健作用
开心果含有丰富的油脂、纤维素、维生素 A、叶酸、铁、磷、钾、钠、钙等	开心果紫红色的果衣，含有花青素，这是一种天然抗氧化物质，而翠绿色的果仁中则含有丰富的叶黄素，它不仅可以抗氧化，还能保护视网膜

对高血压的积极作用：对血管的损伤有防护作用

降压营养素：钾、钙

　　开心果中含有丰富的钾元素，能够促使钠从尿液中排泄。同时，钾还可以对抗钠升高血压的不利影响，对血管的损伤有防护作用。

对并发症的积极作用：预防高脂血症

优势营养素：精氨酸

　　开心果富含的精氨酸，不仅可以降低血液中的胆固醇，预防高脂血症，还能缓解动脉硬化的发生，降低心脏病发作风险，保护心脑血管系统。

巧妙搭配

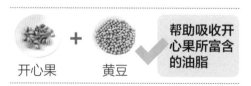

开心果　＋　黄豆　✔　帮助吸收开心果所富含的油脂

食用禁忌

　　不宜食用发生霉变的开心果。

降压小厨房

番茄开心果

材料　番茄 100 克，甜玉米粒 50 克，开心果 20 克。

调料　白糖少许。

做法

1. 将番茄洗净，切片；将甜玉米粒煮熟；将开心果剥出果仁。

2. 将番茄、甜玉米粒、开心果仁放入盘中，撒上白糖拌匀，放在冰箱里冷藏 2 个小时即可。

增强血管弹性，预防心血管疾病

松仁

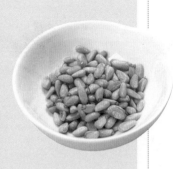

推荐用量：每天宜吃 20 克

营养成分	保健作用
松仁含有丰富的脂肪、膳食纤维、维生素 A、维生素 E、胡萝卜素、烟酸以及钙、磷、钾、锰等营养素	松仁含有大量的不饱和脂肪酸，常食松仁，有补肾益气、养血润肠、滋补健身的作用

对高血压的积极作用：预防心脑血管疾病
降压营养素：亚油酸、钙

　　松仁中含有丰富的亚油酸，具有抗血栓、抗血凝与扩张血管的作用，可有效降低动脉压。其所含的钙，可增强毛细血管的弹性，降低血压，预防心脑血管疾病。

对并发症的积极作用：对大脑和神经有补益作用
优势营养素：不饱和脂肪酸、磷、锰

　　松仁所含的不饱和脂肪酸，具有调整和降低血脂、软化血管和防止动脉粥样硬化的作用。同时对阿尔茨海默病也有很好的预防作用。

巧妙搭配

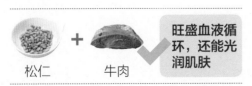

松仁　＋　牛肉　→　旺盛血液循环，还能光润肌肤

食用禁忌

　　便溏、滑精、咳嗽痰多、腹泻者忌用松仁。

降压小厨房

松仁茯苓蒸豆腐

材料　豆腐 500 克，茯苓粉、香菇各 30 克，松仁 40 克，胡萝卜 25 克，鸡蛋 1 个。

调料　盐 3 克，黄酒、淀粉各 5 克。

做法

1. 将豆腐挤压除水，切小方块，撒上茯苓粉；将香菇、胡萝卜洗净，切菱形薄片；将鸡蛋清打至泡沫状。

2. 将豆腐块摆平，抹上鸡蛋清，码上香菇、胡萝卜、松仁，放入蒸锅，水开后蒸 10 分钟取出。

3. 将清汤、盐、黄酒倒入锅内烧开，勾芡，浇在豆腐上即可。

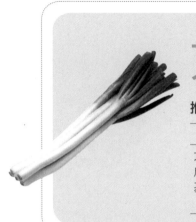

大葱

缓解血压升高所致的头晕

推荐用量： 每天吃 10 ~ 30 克为宜

营养成分	保健作用
大葱含有挥发油，油中主要成分为蒜素，还含有二烯丙基硫醚	大葱中所含的大蒜素，具有明显的抵御细菌、病毒的作用。生葱含二烯丙基硫醚，会刺激胃液的分泌，促进食欲

对高血压的积极作用：防止血压升高所致的头晕

降压营养素：前列腺素 A

　　大葱中含有前列腺素 A，有舒张小血管、促进血液循环的作用，降低动脉压，有助于防止血压升高所致的头晕。

对并发症的积极作用：减少对胆固醇的吸收

优势营养素：膳食纤维

　　大葱中的膳食纤维，能促进胆固醇的排泄，降低总胆固醇水平；还能与胆汁酸结合，减少对胆固醇的吸收。

巧妙搭配

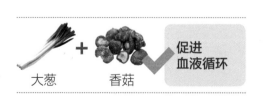

大葱 ＋ 香菇 ✓ 促进血液循环

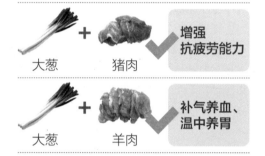

大葱 ＋ 猪肉 ✓ 增强抗疲劳能力

大葱 ＋ 羊肉 ✓ 补气养血、温中养胃

食用禁忌

　　患有胃肠道疾病特别是溃疡病的人应严格控制食用量。

降压妙法增营养

　　在炖肉时加些大葱可使其味道更佳，且能增进食欲。大葱不宜长时间烹煮，因为其所含的大蒜素具有挥发性，经长时间的烹煮后会流失，降低大葱的营养价值。

有助于血压正常化

大蒜

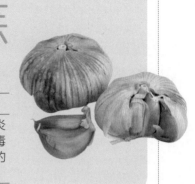

推荐用量： 每天宜吃 10 ~ 15 克

营养成分	保健作用
大蒜含有膳食纤维、胡萝卜素、挥发油、大蒜辣素及钙、磷、铁、硒等营养成分	大蒜中含硫化合物具有奇强的抗菌消炎作用，对多种球菌、杆菌、真菌和病毒等均有抑制和杀灭作用，是目前发现的天然植物中抗菌作用最强的一种

对高血压的积极作用：有助于血压正常化

降压营养素：大蒜辣素、硒、精油

大蒜所含大蒜辣素能降低血清和肝脏中的脂肪，使血压下降；大蒜中含有的硒，能防止血小板凝集，有助于血压正常化。．

对并发症的积极作用：降低血糖水平并增加血浆的胰岛素水平

优势营养素：蒜素、二烯丙基二硫化物

大蒜所含的蒜素及由蒜素转变而成的二烯丙基二硫化物，可降低肝脏中用来促进胆固醇合成的酵素的作用，进而抑制胆固醇的形成，有效地防止动脉硬化。

巧妙搭配

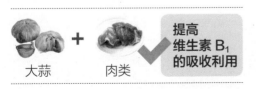

大蒜 ＋ 肉类 ✔ 提高维生素 B$_1$ 的吸收利用

食用禁忌

急性胃炎、胃溃疡和十二指肠溃疡患者忌食。

降压妙法增营养

大蒜切碎食用，可以释放大蒜有效成分。

🍴🥄🍲　降压小厨房

大蒜烧鲇鱼

材料　鲇鱼段 500 克，大蒜瓣 50 克。

调料　葱花、姜末、花椒粉、辣豆瓣酱、白糖、醋、酱油、盐、鸡精各适量。

做法

1. 将油烧至七成热，加辣豆瓣酱炒出红油，放入葱花、姜末和花椒粉炒香。

2. 倒入鲇鱼段和大蒜瓣翻炒均匀，加花椒粉、白糖、醋、酱油和适量清水炖至鲇鱼熟透，锅中留有少量汤汁，用盐和鸡精调味即可。

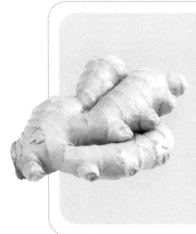

生姜

扩张血管，降低血压

推荐用量： 每天吃 10 克为宜

营养成分	保健作用
生姜含挥发油，主要为姜醇、姜烯酚等；又含辣味成分姜辣素，分解生成姜酮、姜烯酮等	生姜特有的姜辣素能刺激胃肠黏膜，使胃肠道充血，增强消化能力，有效治疗吃寒凉食物过多而引起的腹胀、腹泻、呕吐等

对高血压的积极作用：扩张血管，降低血压

降压营养素：姜酚、姜烯酚

生姜中的辣味成分姜酚和姜烯酚可减少胆固醇的生成并促使其排出体外，促进血液循环，还可扩张血管，从而起到降低血压的作用。

对并发症的积极作用：降低心脏病和脑卒中的发病率

优势营养素：姜黄素

生姜含有的姜黄素可降低血清及肝脏的胆固醇水平，促进胆囊对胆固醇的排泄和抑制脂肪酸合成。生姜含有一种类似水杨酸的有机化合物，能促进血流畅通，可降低心脏病和脑卒中的发病率。

巧妙搭配

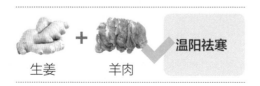

生姜 + 羊肉 → 温阳祛寒

食用禁忌

吃姜一次不宜过多，否则会产生口干、咽痛、便秘等上火症状。

降压妙法增营养

生姜宜连皮一起吃，否则不能发挥姜的整体功效。

🍴🍳 降压小厨房

姜汁菠菜

材料 菠菜 250 克，姜汁 5 毫升。
调料 盐 2 克，鸡精、香油各适量。
做法

1. 将菠菜择洗干净，入沸水中焯烫 30 秒，捞出，晾凉，沥干水分，切段。
2. 取盘，放入菠菜段，用姜汁、盐、鸡精和香油调味即可。

可促进钠的排出，降低血压

醋

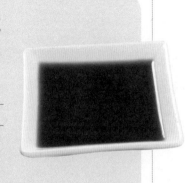

推荐用量： 每天宜吃 20 克

营养成分	保健作用
醋含有糖类、乳酸、醋酸、葡萄糖酸、琥珀酸、氨基酸、钙、磷、铁、维生素 B_2 等多种营养物质	醋能促进新陈代谢，还能增加肠胃的蠕动。此外，醋还有利尿通便的功能，少量喝醋，可有效改善便秘

对高血压的积极作用：扩张和软化血管，降低血压

降压营养素：钾

　　醋有扩张和软化血管、降低血压的功效，可预防心血管疾病的发生。现在流行的水果醋含有丰富的矿物质钾，可以帮助身体排出多余的钠，有预防高血压的作用。

对并发症的积极作用：抑制血糖上升

优势营养素：有机酸

　　醋能促进糖和蛋白质的代谢，可防止肥胖；醋中的有机酸能够促进糖尿病患者体内糖类的排出，起到抑制血糖上升的作用。

巧妙搭配

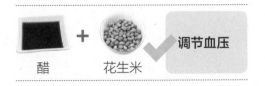

醋　　　花生米　　　调节血压

食用禁忌

　　服用磺胺类药物时不宜吃醋。

降压妙法增营养

　　做菜时，多烹入些醋既增加菜肴的风味，又可减少盐的用量，起到防治高血压的作用。

降压小厨房

醋熘绿豆芽

材料 绿豆芽 200 克。

调料 花椒、白糖、葱丝、水淀粉各适量，盐 2 克，醋 20 克。

做法

1. 将绿豆芽洗净，用沸水快速焯一下，在凉水中浸泡后捞起，沥干。
2. 在锅内倒入少许底油，将花椒在油锅内炸焦，去掉花椒，放葱丝炝锅，然后放入绿豆芽，加盐、白糖、醋翻炒几下，用水淀粉勾芡即可。

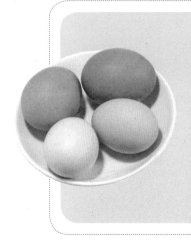

鸡蛋 保护血管，降低血压

推荐用量： 每天吃 1 个为宜

营养成分	保健作用
鸡蛋含有丰富的蛋白质，还含有维生素 A、B 族维生素、卵磷脂及铁、钾、锌、硒等营养素	鸡蛋中的优质蛋白质对肝脏组织损伤有修复作用；蛋黄中的卵磷脂可促进肝细胞的再生，还对神经系统和身体发育有很大的作用

对高血压的积极作用：对抗钠升高血压的不利影响

降压营养素：钾、钙

鸡蛋中所含的钾，能促进钠从尿液中排泄，同时钾还可以对抗钠升高血压的不利影响，对血管的损伤有防护作用，有助于减少降压药的用量。其所含的钙，能减轻钠对血压的不利影响，有利于降低血压。

对并发症的积极作用：阻止胆固醇和脂肪在血管壁的沉积

优势营养素：卵磷脂

虽然鸡蛋中胆固醇含量较高，但同时也含有丰富的卵磷脂，可使胆固醇和脂肪的颗粒变小，并使之保持悬浮状态，从而阻止胆固醇和脂肪在血管壁的沉积，降低血脂。

巧妙搭配

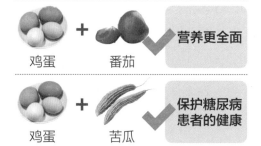

鸡蛋 + 番茄 ✓ 营养更全面

鸡蛋 + 苦瓜 ✓ 保护糖尿病患者的健康

食用禁忌

鸡蛋不宜吃得太多，吃太多不仅不利于胃肠的消化，还会增加肝、肾负担。每人每天以吃 1～2 个鸡蛋为宜，这样既有利于消化吸收，又能满足机体的需要。

降压妙法增营养

吃鸡蛋时，加些醋一起食用，不仅有利于心脑血管的健康，还有美白作用。

降压小厨房

鲜虾蒸蛋

材料　鸡蛋 2 个，鲜虾 6 只。

调料　盐 2 克，鸡粉、香油、葱末各适量。

做法

1. 将鲜虾处理干净，只取虾仁，鸡蛋打散，加入少量的盐和鸡粉调味，加温水（水温 30℃左右），朝一个方向搅拌均匀。

2. 先在容器的内壁上均匀地抹上一层香油，把蛋液倒入到容器里，放到锅中隔水蒸熟，蒸至 7～8 分熟时可加入虾仁一起蒸，再蒸 5～6 分钟出锅，加入葱末、滴入香油即可。

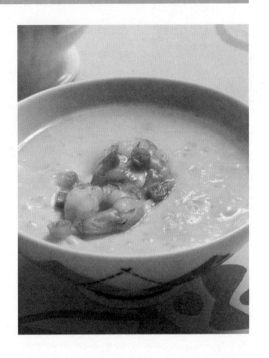

丝瓜炒鸡蛋

材料　丝瓜 200 克，鸡蛋 120 克。

调料　植物油、葱段各适量。

做法

1. 将丝瓜去皮洗净，切滚刀片，放入开水中焯一下；将鸡蛋打散。

2. 锅中放入底油，将鸡蛋炒熟，盛出备用。

3. 另起锅，放入油，将葱段爆香，倒入焯过水的丝瓜，加盐翻炒 30 秒后，加入待用的蛋花，翻炒均匀即可。

营养功效　该菜具有美白祛斑、消炎镇痛，并能补充糖尿病患者消耗的蛋白质。

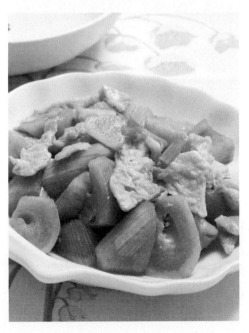

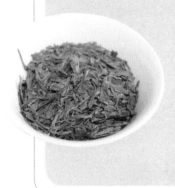

绿茶

避免血管收缩引起血压上升

推荐用量：每天吃 5 ~ 10 克为宜

营养成分	保健作用
绿茶含有维生素 A、维生素 C、维生素 E、维生素 K、钙、铁、锌及咖啡因、儿茶素、酚类、芳香物质等多种营养物质	绿茶中含强效的抗氧化剂以及维生素 C，不但可以清除体内的自由基，还能分泌对抗紧张压力的荷尔蒙

对高血压的积极作用：避免血管收缩引起血压上升

降压营养素：儿茶素

绿茶中所含的儿茶素，对血管紧张素转换酶的活性有较强的抑制作用，促使舒缓激肽分泌较多，避免血管收缩引起血压上升。其所含的氨茶碱具有扩张血管的作用，有利于血压的稳定。

对并发症的积极作用：提高心脏本身的功能

优势营养素：茶多酚、维生素 C

绿茶中含有的茶多酚、维生素 C，有降血脂、抗凝血和促进纤维蛋白溶解的功效，扩张冠状动脉，使血液充分输入心脏，提高心脏本身的功能。

巧妙搭配

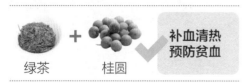

绿茶 + 桂圆　✓ 补血清热 预防贫血

食用禁忌

空腹时不宜饮用浓茶，否则会抑制胃液的分泌，导致食欲缺乏。

降压妙法增营养

用少许热水醒茶，再加冷水冲，如此即泡即喝，不烫口。

降压小厨房

茶叶粥

材料 大米 100 克，茶叶 10 克。
调料 白糖适量。
做法

1. 将茶叶用纱布包好；将大米洗净。
2. 将锅置于火上，放入适量清水，将茶包放入锅中，当泛出茶色，将茶包取出。
3. 将洗净的大米倒入锅中，用大火煮沸，再转小火煮 30 分钟，米烂时撒入白糖，搅匀即可。

减轻血流阻力，降低血压

玉米油

推荐用量：每天宜吃 9 ~ 15 克

营养成分	保健作用
玉米油的脂肪中，饱和脂肪酸约占 15%，油酸约占 27%，亚油酸和亚麻酸约占 57%，其他脂肪酸约占 1%	玉米油中含有丰富的维生素 E，具有抗氧化作用，从而保护了皮脂及皮肤中的水分

对高血压的积极作用：减轻血流阻力，降低血压

降压营养素：亚油酸

玉米油中亚油酸的含量很高，与血液中胆固醇结合，生成低熔点酯，不易在血管壁上沉积，从而减轻血流阻力，降低血压。

对并发症的积极作用：减少对血管产生硬化影响

优势营养素：维生素 E

玉米对于血液中胆固醇的积累具有溶解作用，故能预防动脉硬化。玉米油中的维生素 E，可以纠正脂代谢紊乱，对糖尿病慢性并发症有防治作用。

巧妙搭配

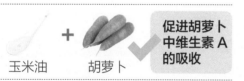

玉米油 ＋ 胡萝卜 ✓ 促进胡萝卜中维生素 A 的吸收

食用禁忌

玉米油不宜放置于阳光直射或炉边过热处，否则容易变质，应置于阴凉处，并避免水分渗透，致使劣化。

降压小厨房

双椒鸭丁

材料　青、红柿子椒各 25 克，鸭肉 250 克。

调料　葱花、盐、鸡精各适量，玉米油 4 克。

做法

1. 将鸭肉洗净，切丁；将青、红柿子椒去蒂及籽，切丝。
2. 将玉米油烧至七成热，下葱花炒出香味，放入鸭肉丁翻炒变白，加入适量水焖熟，放入青、红柿子椒丝炒熟，用盐和鸡精调味即可。

橄榄油

降低血黏度，调节血压

推荐用量： 每天吃 10 克为宜

营养成分	保健作用
橄榄油中含有丰富的单不饱和脂肪酸和维生素E、维生素K、维生素A、维生素D及酚类抗氧化物质	橄榄油含有丰富的不饱和脂肪酸及维生素E，可促进血液循环和新陈代谢，有助于减肥，减少皱纹，延缓衰老

对高血压的积极作用：降低血黏度，调节血压

降压营养素：ω-3 脂肪酸、多酚类物质

橄榄油所含的 ω-3 脂肪酸，能舒张血管平滑肌，使血液流通顺畅，从而降低血压。橄榄油中还含有一种多酚类物质，可降低血黏度，调节血压。

对并发症的积极作用：预防动脉粥样硬化，保护心脑血管

优势营养素：单不饱和脂肪酸

橄榄油富含单不饱和脂肪酸，能够调节血脂，降低血压，预防动脉粥样硬化，保护心脑血管，降低心脑血管的发病率。

巧妙搭配

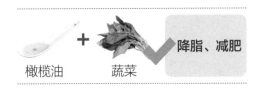

橄榄油 ＋ 蔬菜 ✓ 降脂、减肥

食用禁忌

橄榄油中的微量物质属多酚类，在高温环境下容易被破坏。

降压小厨房

橄榄油土豆沙拉

材料 土豆 150 克，小萝卜、黄瓜各 100 克。

调料 橄榄油 5 克，白醋、盐、胡椒粉各适量。

做法

1. 将土豆去皮洗净，切小块，用清水浸泡 10 分钟，煮熟；将小萝卜和黄瓜洗净，切块。

2. 将土豆块、小萝卜块、黄瓜块一起放入碗中，加橄榄油、白醋、盐、胡椒粉搅拌均匀即可。

香油

加强了对动脉硬化和高血压的治疗效果

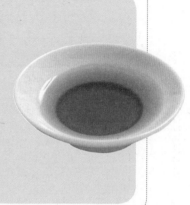

推荐用量： 每天宜吃 2 ~ 6 克

营养成分	保健作用
香油含有油酸、亚油酸、花生酸、卵磷脂、芝麻素、芝麻酚、维生素 E 等多种营养物质	香油浓郁的香气，对消化功能已减弱的中老年人来说，不仅可增进食欲，还有很好的润肠通便作用，对便秘有一定的预防作用

对高血压的积极作用：加强了对动脉硬化和高血压的治疗效果

降压营养素：亚麻酸、维生素 E

香油同时含有亚麻酸和维生素 E，两者同时存在，不但中和了亚麻酸容易氧化的缺点，又起到了协同作用，加强了对动脉硬化和高血压的治疗效果。

对并发症的积极作用：降低血清总胆固醇

优势营养素：维生素 E

香油中含有丰富的维生素 E，能够对不饱和脂肪酸起到较强的抗氧化作用，促进胆固醇的分解、代谢、转化和排泄，从而降低血清总胆固醇的水平。

巧妙搭配

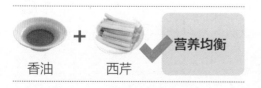

香油 + 西芹 ✔ 营养均衡

食用禁忌

香油一次不宜食用过多，否则易发生腹泻。

🍴🥄🍲 降压小厨房

香油拌双耳

材料 干木耳、干银耳各 20 克。

调料 香油 5 克，盐 2 克。

做法

1. 将木耳、银耳用水泡发，分别洗净后撕成小块，入沸水锅焯熟，取出，沥水晾凉。

2. 在木耳和银耳中加入盐、香油拌匀装盘即可。

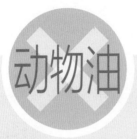

动物油

易引起动脉粥样硬化

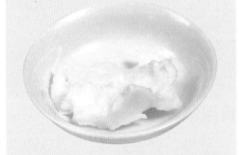

每 100 克可食用部分

营养成分	含量	含量比较
热量	827 千卡	高★★★
脂肪	88.7 克	高★★★
碳水化合物	7.2 克	中★★☆
胆固醇	110 毫克	中★★☆
维生素 A	89 微克	中★★☆
维生素 E	21.83 毫克	中★★☆
磷	10 毫克	低★☆☆

花椒

刺激血压升高

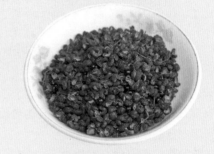

每 100 克可食用部分

营养成分	含量	含量比较
热量	258 千卡	高★★★
蛋白质	6.7 克	低★☆☆
脂肪	8.9 克	中★★☆
碳水化合物	66.5 克	高★★★
维生素 A	23 微克	低★☆☆
胡萝卜素	140 微克	中★★☆
钙	639 毫克	高★★★

动物油就是动物脂肪，以猪油为代表，含饱和脂肪酸和胆固醇较多。饱和脂肪酸能促进人体对胆固醇的吸收，使血液中的胆固醇含量升高，而且饱和脂肪酸与胆固醇容易结合并沉积于血管壁上，易导致动脉硬化，经常食用会增加高血压、冠心病、高脂血症及脑血管意外的发病率，对健康不利。

高血压患者多属阴虚阳亢性的体质，辛味温热之品最忌食用。花椒辛热，且气味雄烈，食用助阳生火劫阴，会升高血压，因此高血压患者不宜食用。

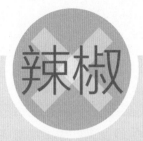

辣椒

抵消降压药物起到的疗效

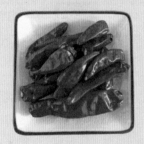

每 100 克可食用部分

营养成分	含量	含量比较
热量	21 千卡	低★☆☆
蛋白质	2.0 克	低★☆☆
脂肪	0.6 克	低★☆☆
碳水化合物	2.6 克	低★☆☆
维生素 C	5 毫克	高★★★
胡萝卜素	1149 微克	高★★★
镁	12 毫克	低★☆☆
钙	31 毫克	低★☆☆

辣椒中含有的辣椒素，会使循环血量增加，心跳加快，心动过速，短期内大量服用，可影响心脏功能，也可妨碍原有的心脑血管病及肺内病变的康复。而且辣椒属于热性食物，倘若高血压患者有发热、便秘、疼痛等症状，食用辣椒后会加重症状，抵消降压药物起到的疗效。

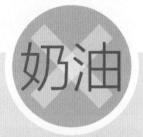

奶油

危害心脑血管健康

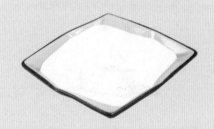

每 100 克可食用部分

营养成分	含量	含量比较
热量	879 千卡	高★★★
蛋白质	0.7 克	低★☆☆
脂肪	97 克	高★★★
碳水化合物	0.9 克	低★☆☆
胆固醇	209 毫克	高★★★
钾	226 毫克	中★★☆
磷	11 毫克	中★★☆
钙	14 毫克	低★☆☆

奶油胆固醇含量较高，经常食用使胆固醇积聚在血管壁上，导致血管硬化和变窄，如果胆固醇在血管壁上积得太多，阻塞血管，使血液流通不畅，就会引发高脂血症、高血压、冠心病、糖尿病等，对心脑血管危害较大。

而且经常吃奶油类制品可导致体重增加。如果在饭前食用奶油蛋糕等，还会降低食欲，不利于人体吸收营养成分。

易导致肥胖，不利于控制血压

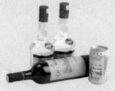

每 100 克可食用部分

营养成分	含量	含量比较
热量	351 千卡	高★★★
维生素 B₁	0.005 克	高★★★
钾	5 毫克	低★☆☆
钙	1 毫克	低★☆☆
磷	14 毫克	低★☆☆
钠	7.6 毫克	高★★★

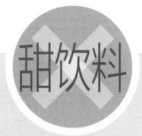

高钠高糖，易升高血压

每 100 克可食用部分

营养成分	含量	含量比较
热量	28 千卡	低★☆☆
蛋白质	0.2 克	低★☆☆
脂肪	0.1 克	低★☆☆
碳水化合物	6.5 克	低★☆☆
钙	43 毫克	中★★☆
磷	4 毫克	低★☆☆
钠	22.7 毫克	中★★☆

　　酒精会刺激心脑血管扩张，加快血液循环，使心脏需要更大的压力才能使血液快速流动，将酒精运往肝脏进行解毒。所以，原有高血压的患者，一旦饮酒，血压会急速上升，甚至有生命危险。

　　长期饮酒导致的肝脏损害，使肝脏转化脂肪和运送脂肪的能力下降，从而导致高血脂，进一步导致心肺功能受损，引发高血压。

　　长期过量饮酒易引发高血压并发症，高血压并发症包括冠心病、心绞痛、脂肪肝等，饮酒会加重这些症状，甚至产生恶化。

　　甜饮料能直接升高血压，因为甜饮料中经常含钠盐和糖，钠会导致血容量增加，使外周血管阻力增大，引起血压升高。糖也通过增加儿茶酚胺的水平升高血压。此外，经常饮用甜饮料会引起肥胖、Ⅱ型糖尿病和代谢综合征，增加患心脏病的风险，因此高血压患者不宜饮用甜饮料。

对血压具有双向调节作用 杜仲

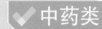中药类

推荐用量： 每天宜吃 6 ~ 15 克

营养成分	保健作用
杜仲含有人体所必需的苏氨酸、蛋氨酸、异亮氨酸、赖氨酸等 17 种游离氨基酸以及多种矿物质	杜仲有加强人体细胞物质代谢、分解体内胆固醇、降低体内脂肪、恢复血管弹性的功效

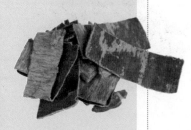

对高血压的积极作用：对血压具有双向调节作用

降压营养素：木脂素类松脂醇二葡萄糖苷、丁香脂二葡萄糖苷

杜仲含有木脂素类松脂醇二葡萄糖苷，对血压具有双向调节作用；丁香脂二葡萄糖苷亦有明显的降压作用。

对并发症的积极作用：具有防止肥胖及减肥作用

优势营养素：多种不饱和脂肪酸

杜仲可降低人体皮下及内脏周围的中性脂肪及含量，具有减肥作用。此外，杜仲含有的多种不饱和脂肪酸，可预防脑梗死等多种心脑血管疾病。

巧妙搭配

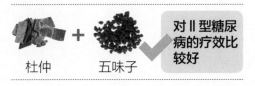

杜仲 ＋ 五味子 ✓ 对 II 型糖尿病的疗效比较好

食用禁忌

心烦易怒的阴虚火旺者应禁止服用。

🍴🥄🍲 降压小厨房

杜仲羊骨粥

材料 大米 100 克，羊骨 150 克。

调料 杜仲 10 克，陈皮 6 克，草果 4 克，姜 30 克，盐 2 克。

做法

1. 将羊骨洗净锤破；将大米淘洗干净；将杜仲研成粉。

2. 将羊骨、杜仲粉、姜、盐、草果及陈皮一同放入锅内，加入适量清水。大火煮沸后，转用小火煮至汤浓，捞出食材，留汤汁撇去浮油。

3. 另起锅将大米、羊骨汤一同用大火煮沸后，再用小火煮至米烂成粥即成。

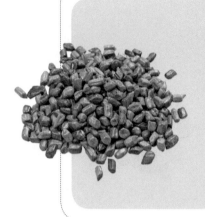

决明子

对肝阳上亢型高血压有明显作用

推荐用量： 每天吃 8 ~ 15 克为宜

营养成分	保健作用
决明子含有大黄素、大黄素甲醚、大黄酚以及钝叶素、决明素、黄决明素及它们的甙类和大黄酸等	决明子能增强眼中乳酸脱氢酶的活性，从而改善视网膜的供血，消除视力疲劳，防治近视眼、老花眼及白内障

对高血压的积极作用：收缩压、舒张压均明显降低

降压营养素：乙醇提取物

决明子的乙醇提取物可使自发遗传性高血压患者收缩压、舒张压均明显降低，尤其对于伴有烦躁、爱生气、头痛眩晕等情况的肝阳上亢型高血压患者，有明显的降压作用。

对并发症的积极作用：延缓动脉硬化的发生

优势营养素：正丁醇

决明子的正丁醇提取物能显著改善高脂血症患者的血脂水平，调节脂质代谢紊乱，延缓动脉硬化的发生。

巧妙搭配

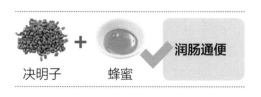

决明子 + 蜂蜜 ✔ 润肠通便

食用禁忌

孕妇忌服决明子。此外，脾胃虚寒、气血不足者也不宜服用。

🍴🥢🍲 降压小厨房

决明子绿茶

材料 决明子、绿茶各 5 克。
做法
1. 将决明子用小火炒至香气溢出时取出，候凉。
2. 将炒好的决明子、绿茶同放杯中，冲入沸水，浸泡 3 ~ 5 分钟后即可饮服。

有双向调节血压的作用

黄芪

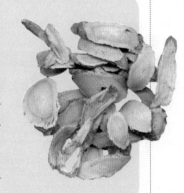

推荐用量： 每天宜吃 10 克

营养成分	保健作用
黄芪含皂甙、蔗糖、多糖、多种氨基酸、叶酸及硒、锌、铜等多种矿物质	黄芪有增强机体免疫功能、保肝、利尿、抗衰老、抗应激、降压和较广泛的抗菌作用

对高血压的积极作用：具有双向调节血压的作用

降压营养素：γ－氨基丁酸、黄芪皂苷甲

黄芪中含有降压成分 γ－氨基丁酸和黄芪皂苷甲，对低血压有升高作用，又可使高血压降低保持稳定，具有双向调节作用。

对并发症的积极作用：具有双向调节血糖的作用

优势营养素：黄芪多糖

黄芪中的黄芪多糖，既可防止低血糖，又能对抗高血糖，具有双向调节血糖的作用。此外，还能改善糖耐量异常，增强胰岛素的敏感性。

巧妙搭配

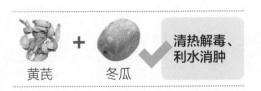

黄芪 + 冬瓜 ✓ 清热解毒、利水消肿

食用禁忌

有感冒发热、胸腹满闷者不宜服用黄芪。

降压小厨房

黄芪红枣茶

材料 黄芪 10 ～ 15 克、红枣 6 枚、清水 2 ～ 3 碗。

做法

1. 将红枣用温水泡发洗净，去核。
2. 将黄芪和红枣用清水浸泡 20 ～ 30 分钟。
3. 在锅内加入清水，放入红枣、黄芪，煮沸后转小火煮 20 分钟即可饮用。

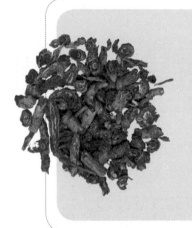

黄连

降低血管阻力，降压效果明显

推荐用量： 每天吃 2.5 ~ 5 克为宜

营养成分	保健作用
黄连含多种异喹啉类生物碱，尤以小檗碱含量最高。此外还含黄连碱、甲基黄连碱、药根碱、表小檗碱及木兰花碱等	黄连中的小檗碱可明显减少炎性介质的生成，起到消炎作用

对高血压的积极作用：降低收缩压和舒张压

降压营养素：小檗碱

黄连中的小檗碱能降低高甘油三酯和胆固醇水平，扩张周围血管，降低血管阻力，对降低收缩压和舒张压有良好效应。

对并发症的积极作用：具有双向调节血糖的作用

优势营养素：小檗碱

黄连中的小檗碱具有恢复正常心律和增强心肌收缩力的双重作用。此外，还可帮助 II 型糖尿病患者降低血糖。

巧妙搭配

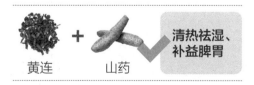

黄连 ＋ 山药 ✓ 清热祛湿、补益脾胃

食用禁忌

黄连性苦寒，久服伤胃，因此不宜长期服用。

降压小厨房

黄连白头翁粥

材料 白头翁 50 克，黄连 10 克，大米 30 克。

做法

1. 将大米淘洗干净，白头翁和黄连用清水洗净。
2. 将黄连、白头翁放入砂锅内，加入适量清水煮沸，去渣取汁。
3. 在锅中加入适量清水，放入大米，大火煮开，小火熬至大米开花，然后加入药汁煮开即可。

有效降低暂时性和持久性高血压 西洋参

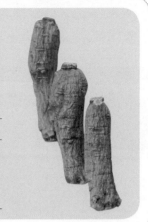

推荐用量： 每天宜吃5克

营养成分	保健作用
西洋参含有西洋参皂甙、挥发油、多糖、蛋白质、核酸、肽类、氨基酸、甾醇类、黄酮类、维生素及多种矿物质	西洋参具有滋阴补气、宁神益智及清热生津、降火消暑的双重功效。还有镇静及解酒作用

对高血压的积极作用：具有调节血压的作用

西洋参具有调节血压的作用，可有效降低暂时性和持久性高血压，有助于高血压、心律失常、冠心病、急性心肌梗死、脑血栓等疾病的恢复。

对并发症的积极作用：促进糖代谢和脂肪代谢

西洋参可以降低血糖，调节胰岛素分泌，促进糖代谢和脂肪代谢，对治疗糖尿病有一定辅助作用。西洋参还可以抗心律失常、强化心肌收缩能力。

巧妙搭配

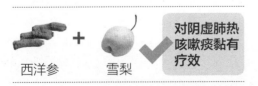

西洋参 ＋ 雪梨 ✓ 对阴虚肺热咳嗽痰黏有疗效

食用禁忌

恶性肿瘤早期患者应慎用西洋参。

🍴🍲 降压小厨房

西洋参炖鸡汤

材料 鸡腿4只，西洋参、枸杞子各20克，红枣6颗。

调料 盐少许。

做法

1. 在锅内加入适量清水，将西洋参、枸杞子、红枣放入水中煮10分钟，熬煮出中药汤来。

2. 将鸡腿洗净放入电饭锅中，然后倒入中药汤，按下开关开始炖煮，待鸡腿软烂时加入盐调味即可。

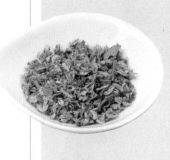

槐花
防止高血压引起的出血症状

推荐用量： 每天吃 30 克为宜

营养成分	保健作用
槐花中含有较多的芸香甙，维生素 A 和维生素 C 的含量也较高	槐花是药食同源的食品，其性味苦，微寒，无毒，具有清热泻火、凉血止血等作用

对高血压的积极作用：改善毛细血管的功能

降压营养素：芦丁

槐花中含有的芦丁，能改善毛细血管的功能，保持毛细血管正常的抵抗力，防止因毛细血管脆性过大，渗透性过高引起的出血、高血压、糖尿病，经常食用还可预防出血。

对并发症的积极作用：对动脉硬化有软化作用

优势营养素：黄酮甙

槐花中的黄酮甙，能够降低血液中的胆固醇，对动脉硬化有软化作用，有效保护心脑血管系统，对糖尿病、视网膜炎有一定的防治作用。

巧妙搭配

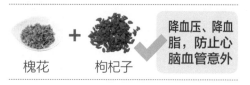

槐花 + 枸杞子 ✓ 降血压、降血脂，防止心脑血管意外

食用禁忌

糖尿病、胃肠疾病患者及中老年人不宜过量食用。

降压小厨房

马齿苋槐花粥

材料 鲜马齿苋 100 克，槐花 30 克，大米 100 克。

调料 红糖 10 克。

做法

1. 先将鲜马齿苋洗净，焯软，捞出沥干，切碎备用；将槐花洗净晾干，研成细末；将大米淘洗干净。

2. 将大米放入砂锅，加入适量的清水，大火煮沸后，改用小火煮成粥，粥将成时，兑入槐花细末，并加入马齿苋碎末及红糖，再用小火煮沸即可。

对血管平滑肌有解痉作用

天麻

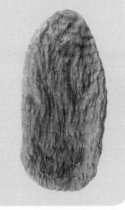

推荐用量： 每天宜吃 8 ~ 15 克

营养成分	保健作用
天麻含天麻素、香荚兰醇、香草醛、维生素 A 类物质、苷、结晶性中性物质、微量生物碱、黏液质等	天麻具有明目和显著增强记忆力的作用。此外，天麻对人的大脑神经系统具有明显的保护和调节作用

对高血压的积极作用：改善毛细血管的功能

天麻具有轻度降血压作用，对血管平滑肌有解痉作用，可以使躯体血管、脑血管和冠状动脉血管的阻力降低、血流量增加，可显著改善血管顺应性下降所致的老年性高血压症状。

对并发症的积极作用：增加脑血流量

天麻能增加脑血流量，降低脑血管阻力，轻度收缩脑血管，增加冠状血管流量，减慢心率，对心肌缺血有保护作用。

巧妙搭配

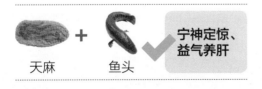

天麻　＋　鱼头　✔　宁神定惊、益气养肝

食用禁忌

天麻不宜久煎，因为天麻的主要成分为天麻素，遇热极易挥发。

🥄🍳🍲 降压小厨房

天麻什锦饭

材料　大米 100 克，鸡肉 25 克，竹笋、胡萝卜各 50 克，香菇、芋头各 1 个。

调料　酱油、料酒、白糖各适量，天麻 5 克。

做法

1. 将天麻洗净，浸泡 1 小时；将鸡肉切成碎末；将竹笋、胡萝卜洗净切片；将芋头去皮；将香菇洗净，水发后切成细丝。

2. 将大米洗净放入锅中，加入备好的食材及酱油、料酒、白糖等调味品，用火煮沸，再小火煮成粥状即可。

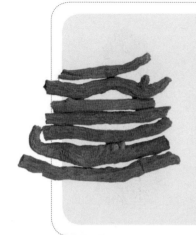

丹参

适宜气血不足型高血压患者

推荐用量： 每天吃 5 ~ 15 克为宜

营养成分	保健作用
丹参主要含脂溶性的二萜类成分和水溶性的酚酸成分，还含黄酮类、三萜类、丹参甾醇等其他成分	丹参可预防血液郁积和心肌梗死。还具有镇静、抗衰老、帮助记忆、抗菌、抗微生物的作用

对高血压的积极作用：改善微循环，降低血压

降压营养素：丹参酮、隐丹参酮、原儿茶醛、原儿茶酸、丹参素

丹参含有的营养成分，具有扩张外周血管、改善微循环、降低血压的作用，适用于瘀血阻络型、气血不足型高血压患者，能减轻头晕、头痛等症状。

对并发症的积极作用：降低血清总胆固醇、甘油三酯

丹参能使主动脉粥样斑块形成面积明显减少，胆固醇、甘油三酯均有一定程度的降低。丹参能扩张冠状动脉，防治高血压并发冠心病引起的心绞痛。

巧妙搭配

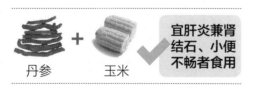

丹参 + 玉米　✓ 宜肝炎兼肾结石、小便不畅者食用

食用禁忌

服用抗凝结药物的心脏病患者，如同时服用丹参，可能会引起严重出血。

降压小厨房

丹参红花粥

材料 大米 150 克。

调料 丹参 10 克，红花 6 克，白糖 5 克。

做法

1. 将丹参润透，切成薄片；将红花洗净，去杂质；将大米淘洗干净。
2. 将大米与丹参、红花一同置于锅内，加入 800 毫升清水；先用大火煮沸，再改用小火慢煮 35 分钟，最后加入白糖即可。

对高血压引起的头痛、头晕有良效

葛根

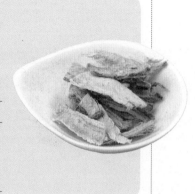

推荐用量：每天宜吃 10 ~ 15 克

营养成分	保健作用
葛根主要含碳水化合物、植物蛋白、多种维生素和矿物质，还含有黄酮类物质：大豆素、大豆甙等	常食葛根能调节身体机能，增强体质，提高机体抗病能力，抗衰延年，永葆青春活力

对高血压的积极作用：降低血压，减慢心率

降压营养素：总黄酮、葛根素

　　葛根中的总黄酮和葛根素，可明显扩张冠状动脉，降低血管阻力，降低血压，减慢心率，降低心肌耗氧量，对高血压引起的头痛、头晕、肢麻、耳鸣等症状有良效。

对并发症的积极作用：辅助治疗糖尿病、高脂血症

优势营养素：葛根素、黄酮类化合物

　　葛根中的葛根素有明显地降低血糖的作用。此外，葛根所含的黄酮类化合物能降低血清胆固醇、甘油三酯，降低血脂浓度，可辅助治疗糖尿病、高脂血症。

巧妙搭配

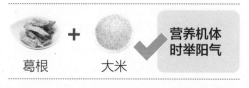

葛根　　　大米　　　✔ 营养机体时举阳气

食用禁忌

　　葛根性凉，孕妇与脾胃虚寒者不宜服用，女性经期也应禁用。

降压小厨房

葛根大米粥

材料　葛根 40 克，大米 100 克。
做法

1. 将葛根洗净，切片，加水磨成水粉，待沉淀后，去水取粉备用。
2. 将大米淘洗干净，放入锅中，加适量清水，大火煮开，改用小火，煮至半熟时，加入葛粉，再同煮成粥即可。

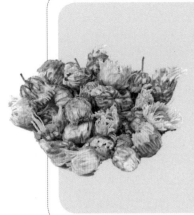

菊花

平肝明目，缓解头晕、头痛等症

推荐用量： 每天吃 10 ~ 15 克为宜

营养成分	保健作用
菊花中含有香叶木素、芹菜素、木樨草素、槲皮素、香叶木素、橙皮素、刺槐素、橙皮苷、刺槐苷等	菊花能使人肢体轻松、精神振奋，还能让人双目明亮，特别对肝火旺、用眼过度导致的双眼干涩有较好的疗效

对高血压的积极作用：缓解头晕、头痛、心烦失眠等症状

菊花具有疏风散热、平肝明目的功效，适用于肝火亢盛型、阴虚阳亢型及肝肾阴虚型高血压，有效缓解头晕、头痛、心烦失眠等症状。

对并发症的积极作用：对高脂血症有一定的调脂作用

优势营养素：黄酮类化合物

菊花中的黄酮类化合物，具有抑制血小板聚集的作用，还能降低总胆固醇、甘油三酯、低密度脂蛋白，对高脂血症有一定的调脂作用。此外，还能抑制体外血栓的形成。

巧妙搭配

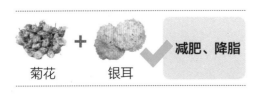

菊花 ＋ 银耳 ✔ 减肥、降脂

食用禁忌

怕冷、手脚发凉、脾胃虚弱等虚寒体质者及容易腹泻者不宜经常饮用。

🍴🥄🍲 降压小厨房

菊花雪梨茶

材料 雪梨 1 个，杭白菊 20 朵，枸杞子 10 粒。

调料 冰糖 10 克。

做法

1. 将雪梨洗净去皮、去核，切成小块。
2. 将水和菊花放入锅中，大火煮开后关火，盖上锅盖焖 5 分钟。
3. 将菊花过滤掉，留菊花水重新倒回锅中，放入雪梨块、枸杞子、冰糖，大火烧开后转小火煮 30 分钟即可。

扩张血管，降低血压

荷叶

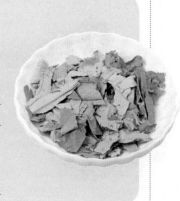

推荐用量：每天宜吃 6 ～ 10 克

营养成分	保健作用
荷叶含有莲碱、原荷叶碱和荷叶碱等多种生物碱及维生素 C、多糖	荷叶具有解热、抑菌、解痉作用。经过炮制后的荷叶味苦涩、微咸，性辛凉，具有清暑利湿、升阳发散、祛瘀止血等作用，对多种病症均有一定疗效

对高血压的积极作用：扩张血管，降低血压

降压营养素：荷叶碱

　　荷叶中的荷叶碱可扩张血管，降低血压。荷叶还有清热平肝的功效，能改善高血压引起的头痛眩晕症状。

对并发症的积极作用：预防血栓的形成

优势营养素：黄酮类物质

　　荷叶中富含的黄酮类物质，是大多数氧自由基的清除剂，可以增加冠脉流量，对实验性心肌梗死有对抗作用，对急性心肌缺血有保护作用。此外，还可降低血脂浓度，预防血栓的形成。

巧妙搭配

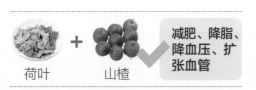

荷叶　＋　山楂　✓ 减肥、降脂、降血压、扩张血管

食用禁忌

　　身体虚弱的人、有消化道疾病的人不宜食用荷叶。

降压小厨房

荷叶消暑粥

材料　荷叶半张，糯米、花生米、绿豆各 50 克，带皮冬瓜 200 克。

调料　冰糖 15 克。

做法

1. 将糯米、花生米、绿豆洗净，用清水泡一晚；将带皮冬瓜洗净，切片。

2. 在锅内加适量清水，将糯米、花生米、绿豆、荷叶一起放入锅中煮至粥将熟，加入冬瓜继续煮 30 分钟，捞出荷叶，加入冰糖调味即可。

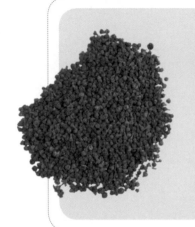

吴茱萸

降压持续时间较长

推荐用量： 用法用量遵医嘱

营养成分	保健作用
吴茱萸果实含挥发油、吴茱萸烯、罗勒烯、吴茱萸内酯、吴茱萸内酯醇、柠檬苦素、吴茱萸苦素等	吴茱萸用于经脉受寒的头痛、腹痛、痛经，温肝经经脉。此外，吴茱萸中所含的吴茱萸苦素为苦味质，有健胃的作用

对高血压的积极作用：降压效果持续时间较长

降压营养素：去氢吴茱萸碱

吴茱萸中的去氢吴茱萸碱，可使外周血管扩张而减低外周血管的阻力，使血压处于稳定状态。吴茱萸的降压效果持续时间较长，一般长达3小时以上，且吴茱萸对高血压引起的头痛具有一定疗效。

对并发症的积极作用：改善高血压引起的不适应症

吴茱萸能够调整体内环境，改善血管内皮功能，保护靶器官，改善高血压引起的不适应症，可保护心脑血管系统。

巧妙搭配

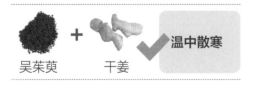

吴茱萸　＋　干姜　✔ 温中散寒

食用禁忌

呕吐吞酸属胃火者不宜用吴茱萸，腹痛属血虚有火者不宜食用。

🍴🥘 降压小厨房

吴茱萸粥

材料 吴茱萸2克，大米50克。
调料 生姜2片，葱白2根。
做法

1. 将吴茱萸洗净沥干，研为细末；将大米淘洗干净。
2. 将大米放入锅中，加适量清水，用大火煮开，改小火将大米熬成粥状，然后下入吴茱萸末及生姜、葱白，再煮5分钟即可。

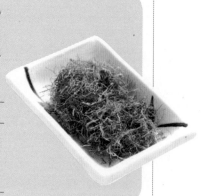

利尿排钠，控制血压

玉米须

推荐用量： 用法用量遵医嘱

营养成分	保健作用
玉米须含皂甙、苦味糖甙、生物碱、黄酮类、硝酸钾、维生素 K_3、抗坏血酸、有机酸、苹果酸、柠檬酸等	玉米须能促进胆汁排泄，所以可作为利胆药用于没有并发症的慢性胆囊炎。此外，也可以用于治疗荨麻疹和哮喘等

对高血压的积极作用：利尿排钠，控制血压

降压营养素：钾

玉米须中含有丰富的钾盐，具有利尿的作用，可增加氯化物排出量，促进机体内钠的排出，减少细胞外液和血容量，有助于控制血压。此外，玉米须还能够扩张末梢血管，具有一定的降压作用。

对并发症的积极作用：有辅助治疗糖尿病的作用

优势营养素：多糖、皂苷类物质

玉米须中的多糖能显著降低血糖，促进肝糖原的合成，其所含的皂苷类物质也有辅助治疗糖尿病的作用。此外，玉米须不仅对肾病患者有利尿、消肿的作用，还能减少或消除尿蛋白、改善肾功能，辅助治疗肾炎引起的高血压。

巧妙搭配

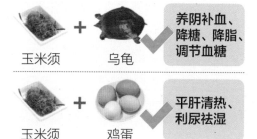

玉米须	乌龟	养阴补血、降糖、降脂、调节血糖
玉米须	鸡蛋	平肝清热、利尿祛湿

食用禁忌

玉米须性平和，无明显禁忌，一般人均可服用。

降压小厨房

玉米须排骨汤

材料 玉米须 50 克，猪排骨 200 克。

调料 葱段、姜片各 5 克，盐 3 克。

做法

1. 将玉米须去杂质，洗净；将猪排骨清洗干净，在水中浸 10 分钟左右，去血水，剁成小块备用。

2. 将猪排骨放入砂锅内，倒入适量清水，放入葱段和姜片，大火烧沸，撇去血沫，放入玉米须，转小火煲 2 个小时左右，煲熟后去掉葱段和姜片，加入盐调味即可。

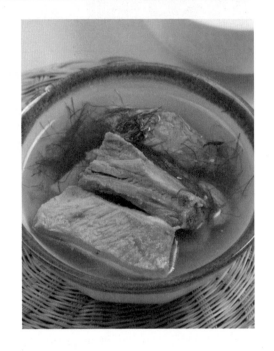

玉米须煲鲜蚌

材料 玉米须 60 克，鲜蚌肉 100 克，西芹 100 克。

调料 姜片、葱段、盐各 5 克，植物油 10 克。

做法

1. 将玉米须洗净；将鲜蚌肉洗净，切薄片；将西芹择洗干净，切 5 厘米长的段。

2. 将玉米须、鲜蚌肉放入炖锅内，加水适量，再加入姜片、葱段，用大火烧沸，转小火煮 20 分钟，放入西芹段、蚌肉稍煮，加盐调味，去玉米须，吃肉喝汤。

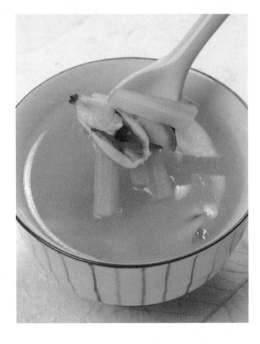

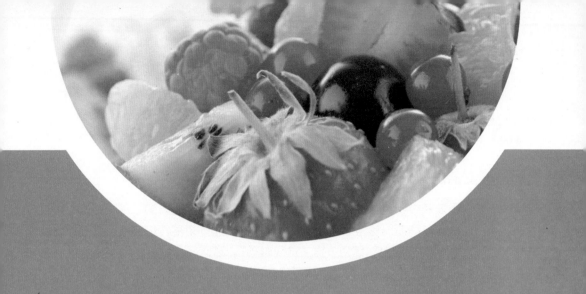

第五章

拒绝并发症吃对不吃错

——高血压并发症的饮食护理

高血压合并高脂血症

血脂就是血液中所有脂类物质的总称，包括胆固醇、胆固醇酯、甘油三酯、磷脂及游离脂肪酸等。高血压病与高脂血症密切相关，血脂的增高往往使原有的高血压症状加重，因此人们有趣地称其为一对"难兄难弟"。高血压合并高脂血症患者除经常参加体育锻炼、保持良好心态外，养成良好的饮食习惯也很重要。

减少动物性脂肪的摄入

饱和脂肪酸会加剧动脉粥样硬化，所以高血压合并高脂血症患者应减少饱和脂肪酸的摄入，主要是动物性脂肪，如猪油、肥羊、肥牛、肥鸭等，将饱和脂肪摄入量保持在每天热量的 10% 以下较为合理。每日烹调用油，宜选用植物油，每日用量控制在 25 克以下，避免油炸、油煎、重油的食物。

选择富含不饱和脂肪酸的食物

不饱和脂肪酸能够降低血液中对人体有害的胆固醇和甘油三酯水平，帮助降低血液黏稠度，促进血液循环，提高对人体有益的高密度脂蛋白含量，而植物油中不饱和脂肪酸含量高，非常适合高血压合并高脂血症患者食用。其他富含不饱和脂肪酸的食物，如大蒜、洋葱、番茄、海带、紫菜、香菇、山楂等，也是高血压合并高脂血症患者的理想食材。

食材选择要坚持"四低一高"

高血压合并高脂血症患者，在日常饮食的选材中，应坚持"四低一高"，即低脂肪、低胆固醇、低糖、低盐、高膳食纤维。

✔ 低脂肪

限制脂肪的摄入。饮食要清淡，每日烹调用油宜控制在 25 克以下，宜选用植物

大医生告诉你

肥胖的人不仅是总胆固醇水平较高，而且低密度脂蛋白胆固醇水平也较高，而高密度脂蛋白胆固醇水平较体重正常者低，因而对健康危害更大。高脂血症患者更应该时刻控制自己的体重，避免肥胖。

油，少食动物油，尽量选择豆油、玉米油、菜籽油等烹饪菜肴，忌食油脂含量过高的油炸食品。常吃具有降脂、降压作用的食物，如洋葱、木耳、大蒜、芹菜、紫甘蓝、白萝卜、绿豆等。

✔ 低胆固醇

高血压合并高脂血症患者在日常膳食中应控制胆固醇的摄取，每天不超过 300 毫克，严重的高脂血症患者应不超过 200 毫克。

减少高胆固醇、高脂肪食物的摄入，就要避免吃肥肉、动物内脏、奶油、油腻的汤，鸡肉、鸭肉宜去皮食用。同时，多食洋葱、大蒜、山楂、香菇、木耳、大豆制品等降脂食品，以促进多余胆固醇的排泄。也可以适当吃些鱼类、瘦肉类等富含优质蛋白、低胆固醇、低饱和脂肪酸的食物。

✔ 低糖、低盐

过多的糖分摄入，会在体内转化成脂肪，加重高血压，也会使体内胆固醇增加，促进动脉硬化形成。适当减少钠盐的摄入有助于降低血压。所以高血压合并高脂血症患者要远离过甜、过咸的食物，如蛋糕、巧克力威化饼干、咸鸭蛋、泡菜、酱菜等，适量吃些鱼、禽类、蔬菜和豆制品。每日盐用量应控制在 4 克以下。轻度高血压患者每天可摄取 2～4 克盐，中度高血压患者可摄取 1～2 克盐，重度患者应采取无盐膳食。

✔ 高膳食纤维

膳食纤维具有调整糖类和脂类代谢的作用，能结合胆酸，避免其合成为胆固醇沉积在血管壁上而升高血压。同时膳食纤维还能促进钠的排出，降低血压。高血压合并高脂血症患者可在日常饮食中增加高膳食纤维食物的摄取，提倡吃谷薯类食物，如淀

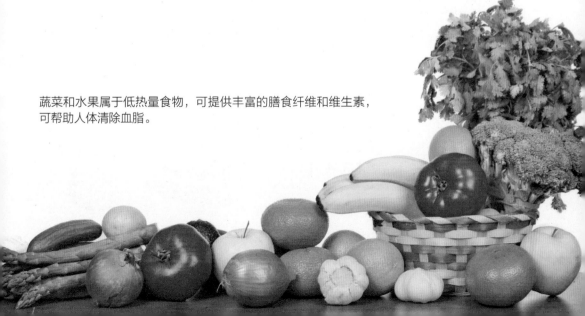

蔬菜和水果属于低热量食物，可提供丰富的膳食纤维和维生素，可帮助人体清除血脂。

粉、面粉、大米、红薯等。特别是玉米面、小米、燕麦、荞麦等含膳食纤维较多的食物，可促进胃肠蠕动，有利于胆固醇的排出。多吃绿色蔬菜和新鲜水果。绿色蔬菜和新鲜水果富含维生素C、胡萝卜素及膳食纤维等，有利于心肌代谢，改善心肌功能和血液循环；还可促使胆固醇的排泄，防止高血压及并发症的发展。

少喝咖啡和茶

咖啡有兴奋精神、升高血压的作用，高血压患者应慎饮咖啡及含咖啡因的饮料，尤其是在情绪紧张时，更不能用咖啡缓解情绪，这样做会使血压升高得更快。要少喝茶，尤其是浓茶。浓茶会引起大脑兴奋、心悸、失眠等不适，从而使血压上升。如需饮用，可选择具有降压功效的绿茶。

晚餐不要吃太多

晚餐要少吃，以七分饱为宜。过饱易引起消化不良，可使膈肌上移，影响心、肺的正常功能和活动。另外，消化食物需要大量的血液集中到消化道，心、脑供血相对减少，极易引发脑卒中。

食物宜忌

谷物类：大米、面粉、燕麦、荞麦、全麦、玉米、高粱米、薏米、红小豆、绿豆、黑豆、黄豆等。

蔬果类：芹菜、大白菜、油菜、菠菜、洋葱、茄子、冬瓜、苹果、桃子、橘子、柠檬、番茄等。

肉蛋乳类：低脂奶、脱脂奶、低脂奶酪、瘦肉、鸡肉等。

水产菌类：木耳、银耳、香菇、海带、紫菜等。

其他类：大蒜、花生油、玉米油等。

谷物类：油条、炸糕、奶油蛋糕等高脂、高油的加工面点等。

肉蛋乳类：肥肉、肉皮、猪蹄、动物内脏、蛋黄、全脂奶、奶油、腊肠及盐腌、烟熏肉食等。

水产菌类：鱼籽、蟹黄等。

其他类：动物油、咸菜、酱菜等。

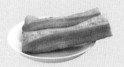

降压小厨房

炝锅面

材料 挂面150克，猪瘦肉50克，黄豆芽、小油菜各50克。

调料 葱花、姜末、酱油、淀粉、鸡精、植物油各适量。

做法

1. 将猪瘦肉洗净，切丝，放入酱油和淀粉抓匀，腌渍15分钟；将黄豆芽、小油菜择洗干净。

2. 在锅内倒入植物油，炒香葱花、姜末，倒入猪肉丝略炒，加清水煮沸，下挂面煮熟，放黄豆芽和小油菜煮2分钟，放鸡精即可。

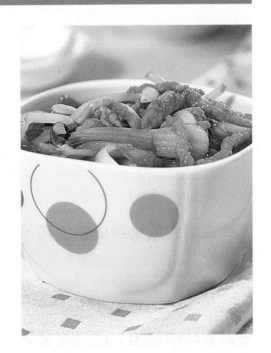

山药木耳炒莴笋

材料 莴笋300克，山药、水发木耳各50克。

调料 醋5克，葱丝、白糖、盐各2克，植物油适量。

做法

1. 将莴笋去叶、去皮，切片；将水发木耳洗净，撕小朵；将山药去皮，洗净，切片；将山药片和木耳分别焯烫捞出。

2. 在锅内倒油烧热，爆香葱丝，倒莴笋片、木耳、山药片炒熟，放盐、白糖、醋调味即可。

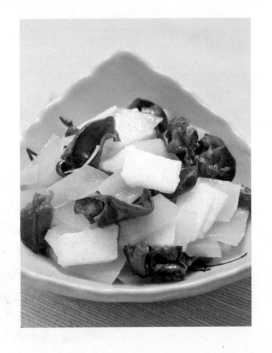

高血压合并糖尿病

高血压、糖尿病经常如影随形，不但使心脑血管的损害雪上加霜，而且特别容易伤害肾、眼等器官。高血压合并糖尿病的患者除了坚持合理的药物治疗外，合理、科学的饮食同样非常重要。

控制全天总热量

罹患糖尿病以后，必须要根据个人的身高、体重、年龄、性别、劳动强度等计算出个人每日所需的总热量，并严格控制，以维持理想体重或标准体重。

选择血糖生成指数低的食物

血糖生成指数低于 75 的食物为低血糖生成指数食物，这类食物在胃肠内停留时间长，释放缓慢，葡萄糖进入血液后峰值低，下降速度快。常见的低血糖生成指数食物有燕麦、荞麦、莜麦、玉米、红薯、山药等。

主食要精中有粗，适当吃薯类

精白米面、面包等属于精制碳水化合物，进入人体后可迅速升高血糖，长期食用对血糖调控不利，还会引起肥胖，因此，高血压合并糖尿病患者应多以粗粮和豆类为

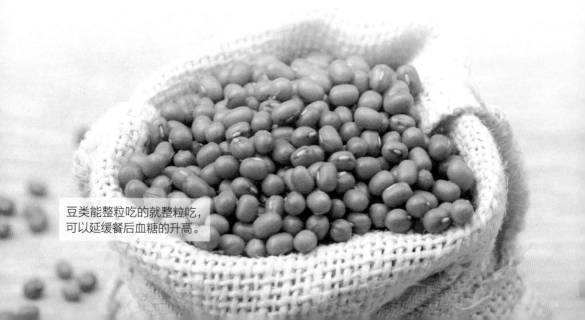

豆类能整粒吃的就整粒吃，可以延缓餐后血糖的升高。

主食，注意粗细搭配，如在白米、白面中加小米、黑米、高粱米、豆类等，同时适当增加薯类，如红薯、山药、芋头等的摄入，需要注意的是以薯类做主食食用时要采取蒸、烤、煮的方式，而不宜炒、炸，以免摄入过多油脂。

增加高膳食纤维蔬菜

膳食纤维进入人体后，吸水膨胀，能延缓食物中葡萄糖的吸收，降低餐后血糖，还能增强饱腹感，减少热量摄入，有助于糖尿病患者控制体重和热量。比如芥蓝、苋菜、芹菜、菠菜、白菜等可适当多吃。

"无蔗糖"也能升高血糖

"无蔗糖"只是说不含有日常所吃的蔗糖（白糖），并不保证没有葡萄糖等其他糖。有些号称"无蔗糖"的产品用淀粉糖浆、果葡糖浆、麦芽糖浆之类作为甜味来源，而它们升高血糖的速度可能比蔗糖更快。

例如，"无糖月饼"虽然不含蔗糖，但其主要成分是淀粉和脂类，可产生高热量，进食后血糖明显升高，切不可当成放心食品来食用。

水果选择低糖的，每天不多于 150 克

水果含有大量的维生素、膳食纤维和矿物质，这些对糖尿病患者是有利的，所以在血糖控制较好的前提下可适当吃水果。但要选糖分低的水果，比如木瓜、柚子、梨等，而且要控制量，一般对于血糖控制稳定的高血压患者每天可以吃 100 ~ 150 克，另外最好在两餐之间吃水果。

甜食要限制

避免食用糖果、含糖饮料、蛋糕等甜食，这些食物中含有单糖，进入人体后会很快被吸收，导致血糖攀升。

大医生告诉你

降低食物血糖生成指数的烹调法

1.蔬菜能不切的就不切，即使要切，不要切得太小，对血糖控制有利。

2.食物在保证熟透的前提下，不要烹调得过于软烂，糊化程度越高，越容易升高餐后血糖。

3.少喝粥，但是也不是完全不能喝，可以喝杂粮粥。

不饮酒或少饮酒

　　糖尿病患者过量饮酒容易引起糖尿病性酮症酸中毒，因此，最好不饮酒，如在血糖控制较好的情况下想喝酒，最好用酒精浓度低的啤酒、果酒代替，并且每次一定要少量饮用，每天不超过 50 毫升。

宜吃与忌吃食物

宜

主食： 燕麦、荞麦、玉米、黑米、小米、绿豆、红小豆、黄豆等。
蔬菜： 芹菜、菠菜、白菜、苦瓜、冬瓜、山药、黄瓜、番茄等。
水果： 苹果、山楂、樱桃、橘子、菠萝等。
鱼肉蛋： 各种鱼类、兔肉、鸡肉、鸭肉、猪瘦肉、牛里脊肉等。

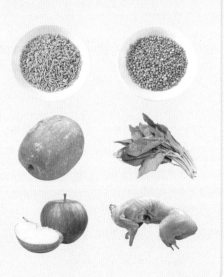

忌

糖类： 红糖、冰糖等食糖，软糖、巧克力等糖果。
蜜饯类： 果脯、蜜枣等。
含糖饮料： 可乐、雪碧、罐头等。
油炸食品： 油条、油饼、炸鸡翅等。
高脂肪食物： 动物油、肥肉等。
盐腌食品： 咸菜、酸菜等。
动物内脏： 动物肝、肾、肠等。

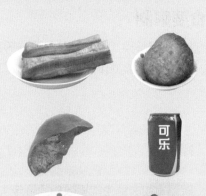
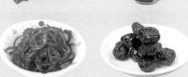

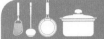
降压小厨房

双耳炝苦瓜

材料　苦瓜150克，水发木耳、水发银耳各100克。

调料　葱花3克，盐2克，植物油适量。

做法

1. 将银耳和木耳择洗干净，撕成小朵，入沸水中焯透，捞出；将苦瓜洗净，去蒂，去瓤，除籽，切条，用沸水焯，过凉水；取盘，放入木耳、银耳和苦瓜条，加盐拌匀。

2. 将炒锅置于火上，倒入适量植物油，待油温烧至七成热，放入葱花炒香，关火，将油淋在木耳、银耳和苦瓜条上拌匀即可。

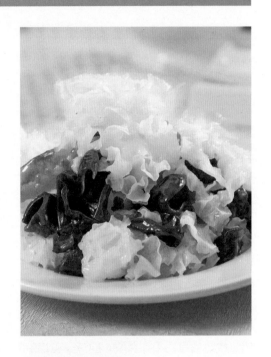

黑米面馒头

材料　面粉25克，黑米面50克。

调料　酵母适量。

做法

1. 将酵母用35℃的温水化开并调匀；将面粉和黑米面倒入盆中，慢慢地加酵母水和适量清水搅拌均匀，揉成光滑的面团。

2. 将面团平均分成若干个小面剂儿，揉成团，制成馒头生坯，饧发30分钟，送入烧沸的蒸锅中蒸15～20分钟即可。

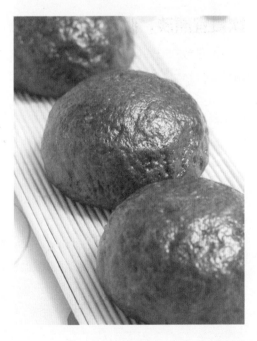

高血压合并冠心病

高血压是诱发冠心病的危险因素，高血压患者中有相当一部分人同时患有冠心病。高血压和冠心病的发生、发展都与饮食密切相关，合理饮食在高血压冠心病的防治中有重要意义，可避免心脑血管疾病的发生。

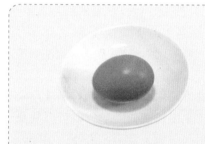

1个鸡蛋中的胆固醇含量大约为0.3克，高血压合并冠心病者应控制鸡蛋的摄入量，每天可吃半个鸡蛋。

每天摄入胆固醇 < 300 毫克

饮食中应控制胆固醇的量。每天胆固醇的摄入量应少于0.3克，动物的心、脑、肝、肾等富含胆固醇的食物要少吃或不吃。应常吃些海带、紫菜等海藻类食物，海藻中的固醇化合物有降血脂的功效，能明显降低胆固醇。可多饮用脱脂牛奶或酸奶，牛奶含有钙和乳清酸，能减少食物中胆固醇的吸收，延缓冠心病的发展。

饮食宜清淡，限制脂肪的摄入

每日盐的摄入量应在3克以下，少吃或不吃肥肉、黄油、猪油等含动物脂肪较多的食物。每日烹调用油（植物油）应不超过25克。

大医生告诉你

早期自我判断冠心病的方法

1. 做体力活动时容易疲劳或呼吸困难。
2. 在公共场合容易感觉呼吸不畅。
3. 饭后或者感觉到寒冷时会有心悸的感觉。
4. 左肩部长期疼痛，用对症方法治疗无效。
5. 晚上睡觉时忽然开始喜欢枕高枕头。
6. 疲劳或者紧张时有左胸部疼痛的感觉，一直延续到肩部、手臂和颈部。

选择含油酸高的油脂

如果经济条件允许，烹调用油可以选择橄榄油、茶油等含油酸高的油脂，有利于调节血脂。

适量摄入蛋白质

蛋白质不易消化，摄入过多会增加心脏负担。高血压合并冠心病者每日食物中蛋白质的含量以每千克体重不超过 1 克为宜，应多选用牛奶、酸奶、鱼类和豆制品等。

每周吃 1 ~ 2 次海鱼

每周吃 1 ~ 2 次海鱼，海鱼富含的多不饱和脂肪酸能够促进脂质代谢，降低血清胆固醇水平，还能防止冠状动脉痉挛和动脉粥样硬化。常见的海鱼有带鱼、金枪鱼、鳕鱼等。

多吃富含钾和维生素 C 的蔬果

钾能排除体内多余的钠盐，从而防止血压升高。维生素 C 能促进胆固醇生成胆酸，从而能降低血胆固醇，改善血液循环，保护血管壁，起到辅助降低血压的作用。土豆、芹菜、香蕉、番茄、苹果等富含钾和维生素 C 的蔬果可以优先选择。

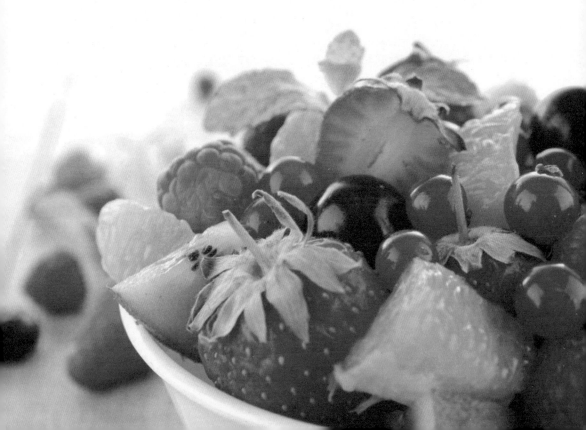

适量饮茶

茶叶中的茶碱可直接兴奋心脏，扩张冠状动脉，增强心肌功能；茶叶中的茶多酚可改善微血管壁通透性，能有效增强心肌和血管壁的弹性和抵抗力，减轻动脉粥样硬化程度。

多食富含铬、锰的食物

铬、锰都是人体必需的矿物质，具有防治动脉硬化的作用，有利于冠心病的防治。富含铬的食物有酵母、牛肉、玉米、葡萄汁等，糙米、小麦、扁豆、胡萝卜中锰含量较丰富。

宜吃与忌吃食物

谷物类：大米、面粉、燕麦、玉米、绿豆、红小豆、黄豆、黑豆等。

果蔬类：大白菜、菠菜、油菜、番茄、苦瓜、黄瓜、南瓜、冬瓜、生菜、空心菜、苹果、梨、桃、西瓜、猕猴桃、无花果、石榴等。

肉蛋奶类：猪瘦肉、牛瘦肉、羊瘦肉、去皮禽肉及鱼、虾、脱脂牛奶等。

水产菌类：木耳、银耳、香菇、海带、紫菜、鲤鱼、草鱼、鲫鱼等。

其他类：大蒜、菜籽油、橄榄油、板栗、莲子、核桃等。

谷物类：含油脂及糖多的糕点等。

肉蛋奶类：肥肉、肥禽、动物内脏、香肠、火腿等加工食品、奶油等。

水产菌类：蟹黄等。

其他类：咸菜、酱菜、罐头、咖啡、浓茶等。

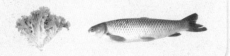

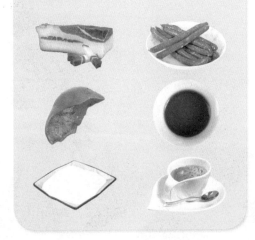

降压小厨房

橘瓣银耳羹

材料　橘子100克，银耳15克，枸杞子适量。

做法

1. 将银耳用清水泡发，择洗干净，撕成小朵；将橘子洗净，去皮，分瓣；将枸杞子洗净。

2. 将锅置于火上，放入银耳、枸杞子和适量清水，大火烧开后转小火煮至汤汁略稠，加橘子瓣即可。

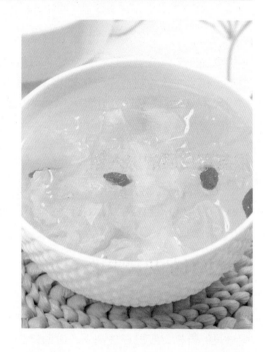

红豆饭

材料　大米75克，红小豆25克。

做法

1. 将大米淘洗干净，红小豆浸泡8～10小时。

2. 将大米和浸泡好的红小豆倒入电饭锅中，加入适量清水，盖上锅盖，按下"蒸饭"键，蒸至电饭锅提示米饭蒸好即可。

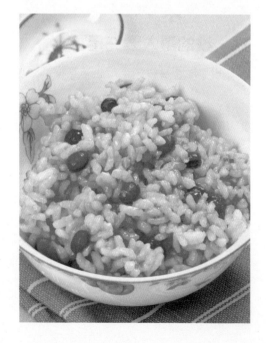

高血压合并肾功能不全

高血压与肾脏的关系较为密切。肾脏病如果得不到有效控制，会引起高血压。反过来，如果血压控制不好，又可以引起肾脏损害。高血压合并肾功能减退患者的饮食应以保护肾功能、预防肾功能减退为主，用合理的饮食来减轻肾脏负担，提高患者的生活质量。

限制蛋白质的摄入量

高血压合并肾功能不全患者需限制蛋白质的摄入量，以减轻肾脏负担。一般为每日30～50克，且应摄入优质且生理价值高的动物性蛋白质食物，如鱼肉、精瘦肉、鸡肉、乳制品等。

保证机体的热量需求

欲使摄入的蛋白质获得最大利用效果，不使其转化为热量消耗掉，在采取低蛋白质饮食的同时，还必须补充热量。每日每千克体重至少需35千卡的热量。多食用热量适宜的食物，如植物性油脂、蛋白粉类，也可通过富含碳水化合物的主食获得，如大米、小麦、玉米等。

钙、铁的摄入要充足

肾功能不全者由于肾小球基膜通透性增加，除丢失白蛋白以外，还丢失与蛋白结

大医生告诉你

我们每天从食物中摄入的蛋白质经消化、吸收、代谢后会产生含氮产物，这些产物需要从肾脏排出体外，当肾功能受损时，就无法顺利排出这些代谢物质，一旦在体内累积就会产生严重后果。

因此，一旦肾脏功能受损，就要控制蛋白质的摄入量，同时要尽量选择植物性蛋白质。

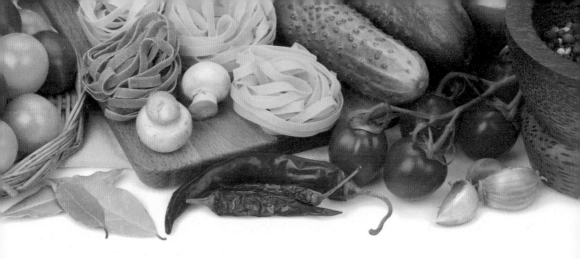

合的某些元素及激素。钙流失会导致骨质疏松，发生低钙血症，因此高血压合并肾功能不全患者应进食奶类及奶制品。

忌摄入过多的钾

肾功能不全时，肾小管的再吸收功能减弱，肾脏清除率减低，多吃含钾的食物易造成血钾蓄积，出现乏力、心律失常等不适感，因此要少吃钾离子含量高的食物，如黄豆、红小豆、绿豆、黑豆及豆制品，还有肉类、坚果类。另外，无盐酱油含钾高不宜食用。

忌吃咸菜、咸肉等高盐食物

当肾功能不全时，无法将体内过多的钠离子排出体外，造成高血压、水肿、腹水、肺积水，增加心脏负担，日久易导致心力衰竭。所以要忌吃咸菜、咸肉、榨菜、酱油、味精、番茄酱等高盐食物，盐用量每天控制在 3 ~ 4 克以内。

避免大量喝水

当肾功能不全且排尿减少时，水分会蓄积在体内，使心脏和血管的负荷增加，造成全身水肿、体重增加、咳嗽、呼吸急促，并发心力衰竭，也不利于高血压的控制。因此，水分摄入宜适量，避免喝大量的水，以保证不渴为基本原则。

三餐定时定量

高血压合并肾功能不全者，一日三餐要定时定量，不能暴饮暴食，这样可使肠胃有规律地运转，增加对食物中营养成分的吸收，也可降低肾脏负担。

宜吃与忌吃食物

谷物类：小麦淀粉、玉米淀粉、藕粉、山芋、小米等。

果蔬类：山楂、苹果、番茄、猕猴桃、梨、柑橘、白菜、冬瓜、豆芽、芹菜、西葫芦、土豆、萝卜等。

肉蛋奶类：精瘦肉、牛奶等。

水产菌类：银耳、木耳、平菇、香菇、金针菇等。

其他类：红糖、蜂蜜、果酱等。

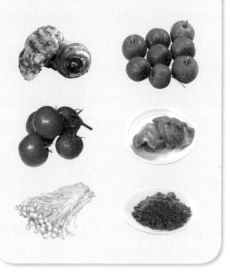

谷物类：糯米、豆类等。

肉蛋奶类：火腿、田鸡肉、鸡肉、鸽肉、鹌鹑、雀肉、狗肉、动物内脏、蛋黄等。

水产菌类：干贝、虾米、海参、鲮鱼、勒鱼、黄花鱼、虎鱼、鲑鱼、紫菜、海带等。

其他类：咸菜、酱菜、芝麻酱、坚果类等。

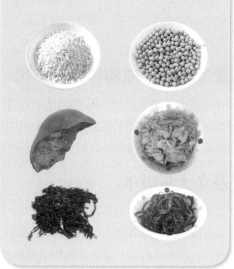

降压小厨房

白萝卜山药粥

材料 山药 50 克，白萝卜、大米各 100 克。

调料 香菜末 8 克，盐 2 克，香油 3 克。

做法

1. 将白萝卜去缨，洗净，切小丁；将山药去皮，洗净，切小丁；将大米淘洗干净。

2. 将锅置于火上，加适量清水烧开，放入大米，用小火煮至八成熟，加入白萝卜丁和山药丁煮熟，加盐调味，撒上香菜末，淋上香油即可。

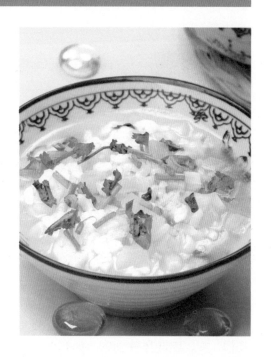

葱烧木耳

材料 大葱 30 克，干木耳 20 克。

调料 生抽、蚝油各 3 克，植物油适量。

做法

1. 将木耳泡发，洗净，剪去根部，撕成小朵。

2. 将大葱洗净，切成约 6 厘米长的段，再纵向切丝。

3. 将油锅烧至六成热，倒入木耳炒 1 分钟。

4. 调入生抽和蚝油炒匀即可关火，倒入葱丝余温炒匀即可。

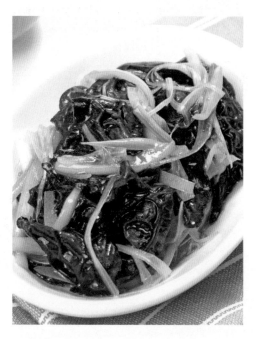

高血压合并肥胖

高血压和肥胖如影随形，肥胖者患高血压的概率是正常体重者的 2 ~ 4 倍。当肥胖与高血压并存时，容易并发血脂异常、糖尿病、动脉硬化等，所以要引起重视，及时减肥。良好的进餐习惯是取得并保持理想减肥效果的必要保证。

控制并逐渐减少总热量的摄入

总热量摄入过多，会使体重增加，易造成肥胖，对稳定血压无益。每天热量的摄入量宜控制在 1200 ~ 1600 千卡（5023.0 ~ 6697.3 千焦），保证每天摄入的总热量低于消耗量。

同时要多吃新鲜的蔬菜、水果等低热量食物，减少吃高热量食物，如奶油、巧克力、面包、腊肠、饼干、方便面等的摄入。

大医生告诉你

很多慢性病的发病原因都是吃得太多、吃得太好，肥胖与很多慢性病关系密切，如高血压、糖尿病、血脂异常。而腰围已被认为是比全身肥胖更加准确的、可预测慢性病的因子。

医学界认为，中国成年人群适宜的腰围数为：男性 85 厘米，女性 80 厘米，腰围超标者心脑血管疾病患病危险将有明显增加。

因此，我们应该养成良好的饮食、运动习惯，树立"腰围意识"，将腰围控制在理想范围。

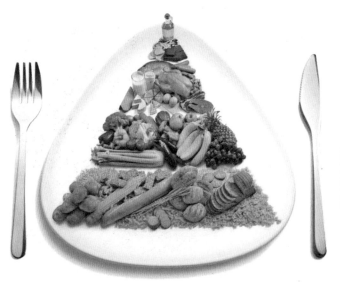

主食是基础，任何人都不能不吃主食，可以在总热量范围内适当减少主食量，同时增加蔬菜的摄入量。

多吃富含膳食纤维和维生素的食物

多吃水果、蔬菜、谷物类等含膳食纤维较高的食物，膳食纤维具有降低血液中胆固醇水平的作用。多吃富含维生素的食物，可增强血管弹性，防止血管硬化，改善血液循环。富含维生素的食物有橙子、猕猴桃、枣、草莓、番茄、圆白菜、苦瓜、西蓝花、菠菜等。

讲究进食顺序，不饥饿不过饱

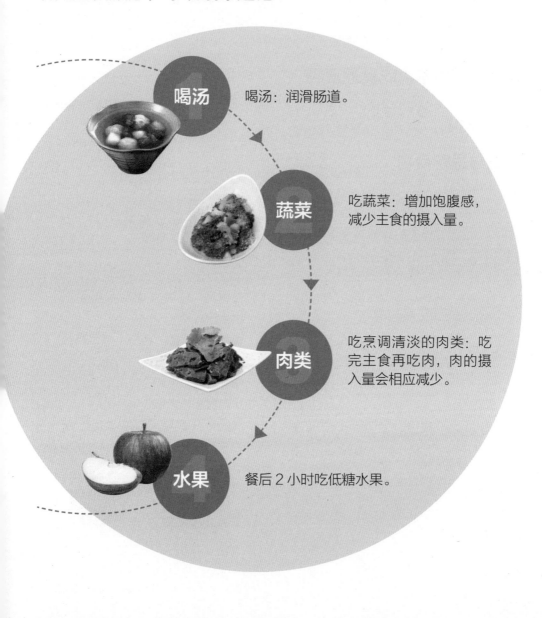

喝汤：润滑肠道。

吃蔬菜：增加饱腹感，减少主食的摄入量。

吃烹调清淡的肉类：吃完主食再吃肉，肉的摄入量会相应减少。

餐后 2 小时吃低糖水果。

细嚼慢咽，延长用餐时间

高血压合并肥胖患者进食时要细嚼慢咽，每餐时间不少于 20 分钟，尽量不要与饭量较大或吃饭速度较快的人一起吃饭。细嚼慢咽不仅能够消耗一定的热量，也能使饱腹感中枢发出正确指令，使人产生饱腹感，避免肥胖，同时有助于降低餐后血糖、血压。

每餐有一些增加饱腹感强的食物

每餐要吃一些饱腹感强、含热量低的食物，比如蔬菜、豆制品，也可在主食中加入一些能增加饱腹感的粗粮（如小米、紫米、燕麦等）。食入这些食物后会产生饱腹感，从而消除饥饿感，对控制高血压和肥胖均有益。

晚餐后坚决不再吃其他食物

晚餐后再吃其他食物不仅容易增加胃肠道负担，而且容易造成体内多余脂肪堆积，加重肥胖。

宜吃与忌吃食物

宜

谷物类：小米、绿豆、红小豆、燕麦、麦麸、高粱米等。

果蔬类：大白菜、番茄、茄子、魔芋、芹菜、生菜、青菜、竹笋、洋葱、萝卜、茭白、冬瓜、黄瓜等。

肉蛋奶类：瘦肉、去皮禽肉、牛奶等。

水产菌类：海带、蘑菇、木耳、香菇、鱼、虾等。

其他类：大蒜、橄榄油、大豆油等。

忌

谷物类：油饼、油条、油面筋、甜点等。

果蔬类：桂圆、荔枝、椰子等。

肉蛋奶类：肥肉、肥禽、动物油、黄油、奶油等。

水产菌类：螃蟹等。

其他类：咸菜、酱菜、曲酒、花生米、核桃等。

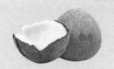

降压小厨房

草菇炒番茄

材料　番茄 200 克，草菇 150 克，青椒 50 克。

调料　料酒、酱油、白糖、水淀粉各 5 克，盐、醋各 2 克，鸡精、植物油各适量。

做法

1. 将番茄洗净，切块；将草菇洗净，切半；将青椒洗净，去蒂切片。
2. 将草菇在沸水中焯熟。
3. 将锅置于火上，放植物油烧热，放入草菇、料酒、酱油翻炒。
4. 放番茄块、青椒片翻炒至熟，加白糖、盐、醋、鸡精调味，用水淀粉勾芡即可。

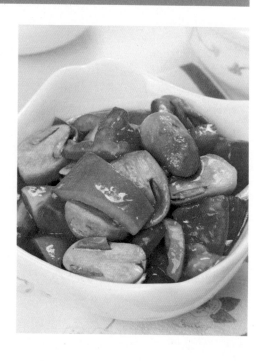

鲜蒸白菜心

材料　嫩白菜心 250 克，干木耳 2 朵，海米 5 克。

调料　葱丝、姜丝各 10 克，料酒、盐、香油各少许。

做法

1. 将干木耳用清水泡发，择洗干净，切丝；将海米洗净，用清水泡软；将白菜心整棵冲洗干净，切成 3 段。
2. 取耐热的碗，放入白菜心段，放上木耳丝、海米、葱丝和姜丝，加料酒、清水及少许泡海米的水，搅拌均匀，送入烧开的蒸锅，大火蒸 15 分钟，取出，加盐调味，淋上香油即可。

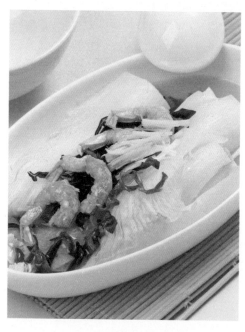

高血压合并脑卒中

脑卒中又叫中风、脑血管意外，是由高血压和动脉硬化引起脑血管损害的一种疾病。高血压是脑卒中最重要的危险因素，血压升高，长时间得不到控制，就会导致脑动脉硬化、管腔变窄或闭塞，导致脑卒中。脑卒中是高血压患者致死、致残的主要原因，严重威胁着患者的生命安全，所以在饮食上需要有区别于其他并发症的特殊要求。

限制脂肪和胆固醇的摄入

猪油、牛油、奶油等动物脂肪和蛋黄、鱼籽、动物内脏、肥肉等胆固醇含量较高的食物，高血压患者要限量摄入，因为这些食物中所含饱和脂肪酸可使血中胆固醇浓度明显升高，促进动脉硬化，进而导致脑卒中。

补充优质蛋白

蛋白质摄入量不足或质量欠佳，会使血管脆性增加，易引起颅内微动脉瘤破裂出血。适量食用含优质蛋白质的食物，不仅对维持正常血管弹性及改善脑血流有益，还能促进钠盐的排泄，有利于防止脑卒中的发生。富含优质蛋白质的食物有鱼肉、鸡肉、鸭肉、兔肉、鸽肉等。

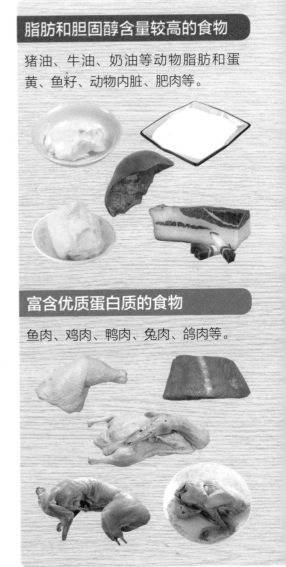

脂肪和胆固醇含量较高的食物

猪油、牛油、奶油等动物脂肪和蛋黄、鱼籽、动物内脏、肥肉等。

富含优质蛋白质的食物

鱼肉、鸡肉、鸭肉、兔肉、鸽肉等。

忌吃腌渍等过咸食物

忌吃腌渍、腊味等咸味过重的食物，这些食物含钠量较高，对脑卒中患者健康不利。常见的过咸食物有咸菜、咸鱼、咸肉、泡菜、腊肉等。

多吃新鲜的蔬菜和水果

新鲜蔬菜和水果富含钾和多种维生素，能增强血管弹性，降低发生脑卒中的危险性，预防脑卒中的发生。尤其要常吃些番茄、洋葱等富含类黄酮、番茄红素的食物，对防止血管狭窄和栓塞有积极的作用。

饮食宜软烂，忌速度过快

高血压合并脑卒中患者宜吃细软、含丰富膳食纤维的食物，要避免食用坚硬、大块、多渣食物，忌进食速度过快。

宜吃与忌吃食物

谷物类：玉米、燕麦、小米、莜麦、麦麸等。

果蔬类：白菜、番茄、茄子、魔芋、菠菜、西蓝花、洋葱、油菜、土豆等。

肉蛋奶类：猪瘦肉、去皮禽肉、脱脂牛奶等。

水产菌类：紫菜、海带、蘑菇、木耳、银耳、香菇、秋刀鱼、牡蛎等。

其他类：大蒜、橄榄油、菜籽油等。

谷物类：豆类，油饼、油条、油面筋等油炸食品，甜点等。

果蔬类：芦笋等。

肉蛋奶类：肥肉、猪皮、肥禽、动物油、动物内脏、奶油、蛋黄等。

水产菌类：蟹黄、鱼籽等。

其他类：咸菜、酱菜、罐头、咖啡、浓茶等。

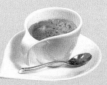

降压小厨房

玉米面发糕

材料　面粉 250 克，玉米面 100 克，无核红枣 30 克，葡萄干 15 克，干酵母 4 克。

做法

1. 将干酵母化开，加面粉和玉米面揉成团，饧发，搓条，分割成剂子，分别搓圆按扁，擀成圆饼。
2. 将面饼放蒸屉上，撒红枣片，将第二张擀好的面饼覆盖在第一层上，再撒一层红枣片，将最后一张面饼放在最上层，分别摆红枣片和葡萄干。
3. 生坯放蒸锅中，饧发 1 小时，再开大火烧开，转中火蒸 25 分钟即可。

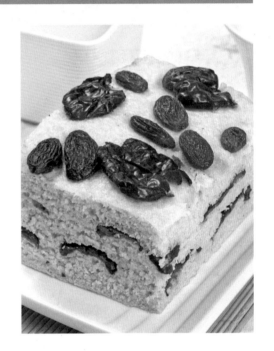

海米冬瓜

材料　冬瓜 500 克，海米 20 粒。

调料　葱花、姜末各 5 克，盐 3 克，料酒 10 克，植物油适量。

做法

1. 将冬瓜削去外皮，去掉瓤及籽，冲洗干净，切成片，沥去水；将海米用温水泡软。
2. 将炒锅烧热，倒入油烧至六成热，放入冬瓜片炒至嫩绿时捞出控油。
3. 锅内留少许底油，放入葱花、姜末炝锅，倒入水、盐、料酒、海米，烧开后放入冬瓜片，用大火翻炒均匀，待烧开后转小火焖烧至冬瓜透明入味即可。

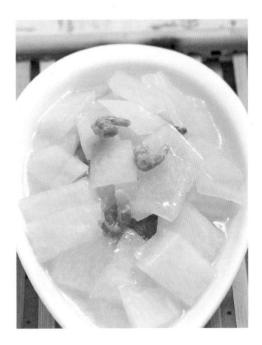

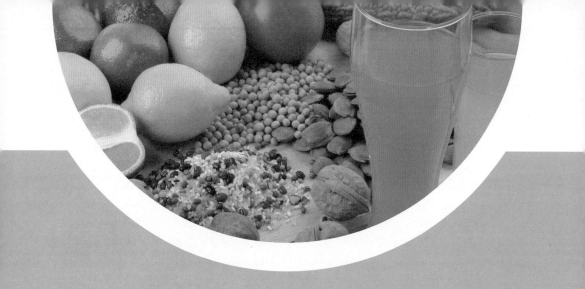

第 六 章

自我调养关键是怎么吃

——高血压特殊人群饮食调养

妊娠高血压

妊娠高血压是妊娠期特有的疾病，是严重危害孕妇和胎儿健康的常见疾病之一，直接危及孕产妇和围产儿的生命安全，尤其是随着孕妈妈过度补养，使妊娠高血压发病率更高，因此妊娠期高血压的防治也就显得更加重要。

控制热量的摄入，避免孕期体重增加过快

肥胖是导致妊娠高血压的重要因素，因此怀孕期间一定要控制食物的摄入量。孕妇摄入热量应以每周增加体重 500 克为宜。对于已经肥胖的孕妇，每周增重 250 克为宜。

不同体型孕期建议体重增加值		
孕前 BMI	体型	建议体重增加值 / 千克
< 18.5	消瘦	12.5 ~ 18
18.5 ~ 23.9	正常	11.5 ~ 16
24 ~ 27.9	超重	7.5 ~ 11.5
≥ 28	肥胖	6 ~ 6.8

控制盐和咸味食物的摄入

低盐饮食在防治高血压过程中发挥着重要作用。若每天食入过多的钠，会使血管收缩，导致血压上升，因此患有妊娠高血压的孕妈妈盐的摄入量应每天限制在 3~5 克以内，同时少吃咸菜、泡菜、酸菜、火腿、香肠等高盐食物。

适当增加优质蛋白质的摄入

患妊娠高血压的孕妇，尤其是重度患者，因尿中丢失蛋白过多，常有低蛋白血症。因此，应及时摄入优质蛋白，以保证胎儿的正常发育。每日适宜补充的蛋白质量可参考体重决定，如体重 60 千克者，每天宜摄入 60 克蛋白质。

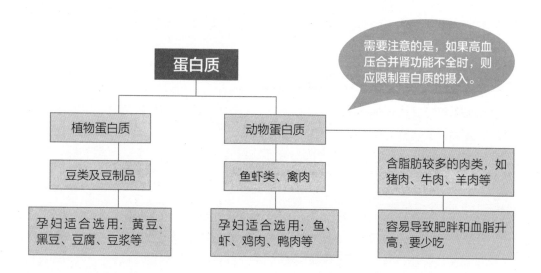

蛋白质

需要注意的是，如果高血压合并肾功能不全时，则应限制蛋白质的摄入。

植物蛋白质

动物蛋白质

豆类及豆制品

鱼虾类、禽肉

含脂肪较多的肉类，如猪肉、牛肉、羊肉等

孕妇适合选用：黄豆、黑豆、豆腐、豆浆等

孕妇适合选用：鱼、虾、鸡肉、鸭肉等

容易导致肥胖和血脂升高，要少吃

适当补充胆碱和钾

胆碱：胆碱可降低血液中的脂肪、胆固醇水平，患妊娠高血压的孕妇适当补充胆碱，有利于保护血管健康，降低血压，预防动脉硬化。建议孕妇平时可适当吃一些鸡蛋、动物肝脏、花生米等食物。

钾：钾可以对抗钠升高血压的不利影响，对血管有防护作用。建议妊娠高血压的孕妈妈平时可多吃一些芹菜、韭菜等含钾高的食物。

大医生悄悄告诉你

妊娠高血压患者一定要做好产检，加强母体和胎儿的监测。同时，妊娠高血压患者情况很特殊，既要考虑控制血压，又不能影响胎儿的生长发育，因此一旦有任何不适都要随时咨询医生。

钙的消耗大，多吃一些高钙食物

钙不仅有助于胎儿的骨骼与牙床发育，而且能稳定血压或使血压有所下降。患妊娠高血压的孕妇最好多吃含钙丰富的食品，如奶制品、豆制品、鱼虾、芝麻等，也可

妊娠高血压患者的几大生活细节

1.做血压监测：每天监测血压情况。

2.适量运动。

3.洗澡时注意水温，水温过高、过低都不好。

适当补充钙剂。若为低钙血症，每天的钙摄入量可达 2000 毫克。需要注意的是，孕晚期补钙不宜过多，以免造成胎盘钙化。

适量增加含锌和镁的食物摄入量

孕妇缺镁往往出现情绪不安、容易激动及妊娠高血压、水肿等症状，平时可适量多吃一些含镁的食物，如紫菜、菇类、绿叶蔬菜、豆类等。

患有妊娠高血压的孕妇血清中锌含量往往较低，若在饮食中供给充足的锌，能够增强孕妈妈的免疫力，因此可以适量多吃一些含锌丰富的鱼、牡蛎等海产品。

搭配丰富的蔬菜和水果

患有妊娠高血压的孕妇，饮食中要注意搭配丰富而新鲜的水果和蔬菜，以补充多种维生素和矿物质，有利于妊娠高血压的防治。建议孕妈妈可以在饮食中多添加以下蔬菜或水果。

蔬菜：菠菜、芹菜、莲藕、黄豆芽、海带、莴笋、番茄、冬瓜、南瓜、黄瓜、茄子、黄花菜、茭白等。

水果：苹果、梨、鲜枣、橘子、香蕉、山楂、西瓜、无花果等。

晨起饮一杯温开水，稀释血液

妊娠高血压患者最好每日清晨饮一杯温开水，这是因为一夜睡眠后，体内相对缺水，血液黏稠度高，早晨起来先喝一杯水，可稀释血液，有效预防脑血栓和心肌梗死的发生。

宜吃与忌吃食物

含钾丰富的食物，如菠菜、芋头、土豆、香蕉等，可以促进钠的排出。

富含膳食纤维的食物，如山药、红薯、苹果、木耳等，可促进钠的排出。

富含优质蛋白质及钙的食物，如奶及奶制品、大豆及豆制品等，有助于降低血压。

高盐、高脂肪食物，如腊肉、咸鸭蛋、咸鱼、咸菜、泡菜，这些食物吃多了易导致血压升高。

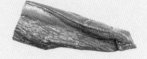

三餐食谱推荐

| 早餐 | 中餐 | 晚餐 |

一个 100 克的馒头
约 200 千卡

\+

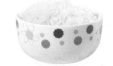
一大碗米饭 100 克
约 200 千卡

\+

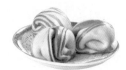
一个 100 克的花卷
约 200 千卡

\+

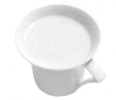
一杯牛奶（200 毫升）
约 100 千卡

\+

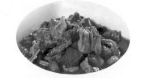
一份荤素搭配的主菜
（如 300 克的番茄炖牛
肉）约 297 千卡

\+

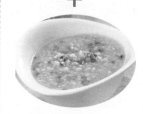
一碗香菇鸡肉粥（一碗
100 克的粥）约 50 千卡

\+

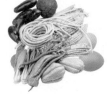
一些蔬菜和
一个鸡蛋
约 140 千卡

\+

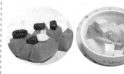
一份素菜（如红枣蒸南
瓜）和一碗蔬菜汤
约 70 千卡

\+

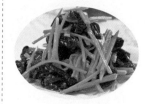
一份以素食为主的菜肴
（如胡萝卜炒木耳、蒜
薹鸡蛋等）
约 80 千卡

\+

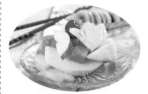
上午加餐 100 克水果
50 ~ 100 千卡

\+

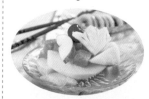
午餐 2 小时后
加餐 100 克的水果
约 50 千卡

儿童高血压

儿童高血压的发生一般是与血管收缩及痉挛有关。由于其血管弹性良好，血压增高幅度亦较小，因此儿童原发性高血压的治疗原则是少用药、多调理。

饮食一大原则：三高三低

儿童高血压患者宜遵循"三高三低"的饮食原则，即高维生素、高纤维素、高钙，低盐、低脂肪、低胆固醇。

具体来说，也就是在日常饮食中多吃新鲜蔬菜、水果、豆制品，提倡食用植物油、瘦肉、鱼肉、鸡肉、牛奶等富含优质蛋白且含钙高的食物；口味宜清淡少盐，每日摄盐量应根据年龄严格控制，少吃油腻、辛辣、过咸、过甜的食物。

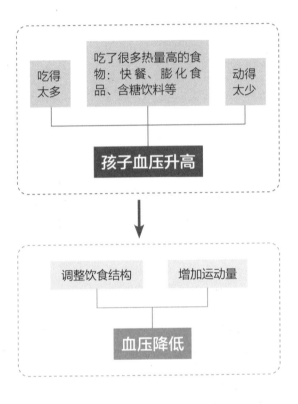

少吃一口饿不着，别过量饮食

肥胖，是高血压的诱因之一。临床发现，凡是体重超过正常值 20% 的，尤其是体重增长超过身高增长速度的孩子，是高血压最青睐的人群之一。这一点应该引起家长们的重视。

孩子正处于长身体的阶段，需要多吃一些食物，有些家长总是担心孩子吃不好、吃得少，总是想方设法让孩子多吃点，多给孩子增加点营养，但事实上，对于现在的孩子来说，营养过剩的问题要远远重于营养不足的问题，因此家长更应担心的不是孩子吃不饱、吃不好，而应注意别让孩子过量饮食、过度饮食。

保证充足的优质蛋白质

豆类蛋白可降低血浆胆固醇浓度，防止高血压的发生、发展。每周进食 2 ~ 3 次鱼类、鸡类蛋白质，可改善血管弹性和通透性，增加尿钠的排出，从而起到降压作用。此外，脱脂牛奶、酸奶、海鱼类等，对于降压也有一定的作用。

增加钾、钙、镁的摄入量

钾的摄入与钠保持在 2 ：1 的比例。含钾高的食物有深色蔬菜、豆类、谷类、坚果类等。钙的摄入量每天应为 800 ~ 1500 毫克。应用利尿剂治疗高血压时需补充镁，每天每千克体重应达到 8 毫克。此外，还需补充锌，每天可口服 50 ~ 200 毫克。

孩子的盐摄入量应更低一些

孩子的盐摄入量应比成人更低一些，且孩子年龄越小，盐摄入量越低。对此，英国食品标准局建议：11 岁以上儿童每天 6 克，7 ~ 10 岁儿童每天 5 克，4 ~ 6 岁儿童每天 3 克，3 岁每天 2 克，婴儿的饮食中则不应加盐。

父母应该认真检查为孩子所购买的食品标签中的含盐量，并确保盐摄入量在每日推荐用量之下。

不吃薯条、薯片等高盐零食

高钠饮食是诱发高血压的主要原因，孩子们钟爱的油炸薯片、薯条、各类膨化食品等均属于高盐食品，因为很多家长疼爱孩子，孩子们将薯条、薯片等快餐当成家常便饭，导致其正常饮食中的蛋白质、碳水化合物、维生素及矿物质的摄入不足。

长时间食用这些食品，不仅会造成营养不均衡，还会使血液中的钠聚集过多，慢慢形成高血压，甚至会对心、肾造成严重伤害。

儿童高血压最可怕的是知晓率低

儿童高血压相比于成人高血压具有不易被发现的特点，加上孩子不能准确表达症状，很容易漏诊。因此，这就需要父母要把预防孩子高血压这件事儿放在心上，不要使孩子营养过剩、肥胖。对于家有肥胖儿童的家庭来说，父母更应该关注孩子的血压情况，不妨定期监测血压，一旦发现异常立即就医诊断治疗。

让儿童远离各类快餐

孩子都喜欢炸鸡、薯条、比萨、方便面等快餐食品，但这类高盐、高脂肪、高糖食品，都是引发儿童高血压的危险因素。据"盐分与健康共识行动组织"调查，每吃一顿快餐，所摄入的盐分就会超过每日最高摄盐量的 1 倍多，有些快餐食品中的含盐量甚至与海水一样高。因此，对于儿童，尤其是肥胖及高血压患儿来说，都必须远离这类食品。

让儿童多运动

运动既可消耗体内过多的热量，还能增大肺活量，增强心肺功能和心肌纤维收缩力，对孩子的智力和体力发育均大有裨益。肥胖儿童减肥的有效措施亦在于体育运动，并要辅以饮食限制。

别让碳酸饮料和果汁上餐桌

碳酸饮料和各类果汁是孩子们喜欢的饮料，其中糖分含量都非常高，儿童饮用后可从中获得不少热量，影响到正餐进食，长期下来不仅易造成孩子蛋白质、某些维生素、矿物质的摄入不足，也是造成儿童肥胖、高血压等病症的一大诱因。

对于父母来说，应坚决拒绝碳酸饮料和果汁上餐桌。若孩子特别想喝时，最好不购买成品，可自制少量果汁和蔬菜汁，能使孩子获得丰富的维生素、矿物质。

宜吃与忌吃食物

油脂：花生油、菜籽油等植物油。
蛋白质：蛋清、豆制品、低脂牛奶、酸奶等。
杂粮：小米、高粱米、豆类、白薯等。
蔬菜：胡萝卜、番茄、黄瓜、冬瓜、木耳、香菇、洋葱、海带等。
水果：苹果、香蕉、西瓜、山楂等。
肉类：鱼、鸡肉、瘦肉等。

高脂、高胆固醇食物：动物内脏、蛋黄、动物油等。
垃圾食品：方便面、薯条、鱿鱼丝、牛肉干、薯片等。
饮料：碳酸饮料、果汁等。
肉类：肥肉、油炸食品、火腿、香肠、腌肉、午餐肉、肉松等。
补品：鱼肝油等。

三餐食谱推荐

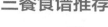

 早餐

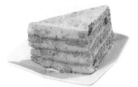

一份三明治
约 300 千卡

＋

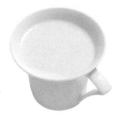

一份牛奶莲藕汁
约 120 千卡

＋

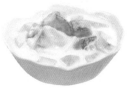

一份水果沙拉
约 80 千卡

中餐

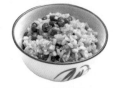

一份红豆饭
约 220 千卡

＋

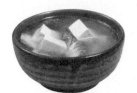

一份白菜豆腐
约 80 千卡

＋

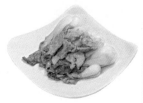

一份油菜肉片
约 150 千卡

＋

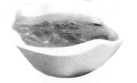

一份豌豆苗鸡蛋汤
约 100 千卡

晚餐

一份面条
约 200 千卡

＋

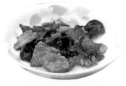

一份木耳炒肉
约 150 千卡

＋

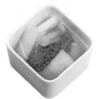

一份紫菜冬瓜
约 60 千卡

＋

睡前加餐：牛奶一杯
（200 毫升）约 100 千卡

老年性高血压

目前，我国老年人（年龄 ≥ 65 岁）高血压患病率高达 49%。过去曾认为老年高血压是血压随年龄增长而升高的生理现象，不必治疗。但长期研究表明，老年高血压是危害老年人生存和生活质量的重要因素，积极治疗可明显降低脑卒中等重要心血管事件的危险性。

老年人味觉下降，更要警惕隐形盐

随着年龄的增长，老年人的味觉细胞功能渐渐下降，对食物味道的敏感性也下降了，对清淡鲜美的食物往往觉得淡而无味，不知不觉中放盐过多。

因此，建议老年人要多加警惕，防止在不经意的情况下摄入太多的盐，尤其是注意一些隐形盐的摄入，如酱油、醋、味精、鸡精、蚝油、豆瓣酱、辣酱、韭菜花、腐乳等多钠调味品，以及面包、饼干、蛋糕、点心、冰激凌、奶酪等甜品中的隐形盐。

避免肥胖，保持理想体重

肥胖是高血压病的危险因素之一，老年人因为运动少、热量消耗少等原因，多数较肥胖，尤其多发腹部脂肪堆积和向心性肥胖，更易引发高血压。因此，对于老年高血压患者来说，控制热量摄入，保持理想体重是防治高血压的重要措施之一。

老年人收缩压高、舒张压不高更危险

有的老年人是收缩压（高压）升高，而舒张压（低压）不高，临床上叫作"单纯性收缩期高血压"。

老年人治疗高血压的主要目的是降低收缩压。但是当收缩压降低的时候，舒张压也会降低，如果舒张压逐渐下降，要控制收缩压，如果不能及时控制收缩压，大动脉硬化程度加重，收缩压将越来越高，而舒张压越来越低，这是相当危险的。

对于这种情况，非药物治疗主要包括调节生活规律、保持平和的情绪、避免肥胖、限盐、戒烟戒酒等，这是所有高血压患者都需要的基础治疗，而对于一些特殊个体而言，如果仅靠饮食调节不了，就要在医生的指导下合理配合药物治疗。

消化能力降低，每餐八分饱为宜

中老年人的消化功能不比年轻人，他们的肝脏与肠道功能随着年龄的增加在逐渐下降，过饱易引起消化不良。同时，吃得过饱可使膈肌位置上移，影响心、肺的正常功能和活动。另外，消化食物需要大量的血液集中到消化道，心、脑供血相对减少，极易引发脑卒中。老年人应该少吃多餐，避免出现暴饮暴食的现象。

少去餐馆就餐

影响血压高低的重要因素是钠，而饮食中的钠主要来源于盐、味精、鸡精等调味品。人们在家吃饭时已经开始意识到要限盐、限油，可一到外面吃饭，这些就完全不受控制了。而为了口感更好，饭店里的厨师往往会在做菜时加很多的盐和味精。因此，建议大家尽量每天在家吃饭，可控制盐、鸡精、味精的摄入。

多吃一些富含维生素 C 的食物

如蔬菜、水果富含维生素 C。新近的研究发现，在老年高血压病患者中，血液中维生素 C 含量最高者，其血压最低。据此认为维生素 C 具有保护动脉血管内皮细胞免遭体内有害物质损害的作用。

保证膳食中钙的摄入量

研究报告指出，每日膳食摄入钙 800 ~ 1000 毫克，可防止血压升高。流行病学调查资料证明，每日平均摄入钙 450 ~ 500 毫克的人群比摄入钙 1400 ~ 1500 毫克的人群，患高血压病的危险性高出 2 倍。有人估计人群日均摄钙量若提高 100 毫克，可使收缩压平均下降 0.3kPa（2.5mmHg），舒张压平均下降 0.2kPa（1.3mmHg）。近年来风行各地的醋蛋疗法有明显的降血压效果，钙的摄入增加可能是原因之一。

限制脂肪摄入量

食物脂肪的热量比应控制在 25% 左右，最高不应超过 30%。食用油宜多选用

老年高血压患者需注意的生活细节

1. 衣着要宽松，不要过紧，腰带不要扎得过紧。
2. 养成适当午睡的习惯，睡觉时最好选择右侧位。
3. 醒后不要立即起来，要先缓一缓，再缓慢起床，以避免突然站立引起头晕。
4. 控制情绪，避免大怒、生气等负面情绪。

植物油，如橄榄油、葵花子油、花生油、大豆油、茶油等。其他也宜选用低饱和脂肪酸、低胆固醇的食物，如蔬菜、水果、全谷类、鱼、禽、瘦肉及低脂乳等。少吃肥肉及各种动物性油脂，控制动物脑、鱼子等高胆固醇食物。

适当多吃膳食纤维含量高的食物

膳食纤维可抑制胆固醇的吸收，有利于预防动脉硬化的发生，同时可通便，对降低体重、改善老年人便秘有一定帮助。中老年人在日常饮食中不妨适量增加一些高膳食纤维的食物，如粗粮、杂粮，以及绿叶蔬菜、芹菜、香蕉等。

忌过量饮酒

过量饮酒可使老年高血压患者胃黏膜萎缩，容易引起炎症和出血，还容易引起肝硬化。如要饮酒，建议一定要控制饮酒量，每日不超过 50 克，同时最好选择葡萄酒。

宜吃与忌吃食物

主食：米饭、粥、面食、芋类、软豆类等。
肉蛋类：嫩牛肉、猪瘦肉、鱼、蛋、牛奶及豆腐、黄豆粉、豆腐丝等豆制品。
油脂：橄榄油、大豆油等植物油。
蔬菜：菠菜、白菜、胡萝卜、番茄、百合根、南瓜、茄子、黄瓜、藻类、菌类等。
水果：苹果、桃、橘子、梨、葡萄、西瓜等。

油脂：动物油、熏肉、油渍沙丁鱼等。
肉蛋类：五花肉、排骨肉、无鳞鱼、香肠等肉类加工品、咸鸭蛋、松花蛋等。
主食：番薯、干豆类等胀气类食品，以及味道浓郁的饼干、面包类。
蔬菜：竹笋等。

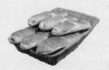

三餐食谱推荐

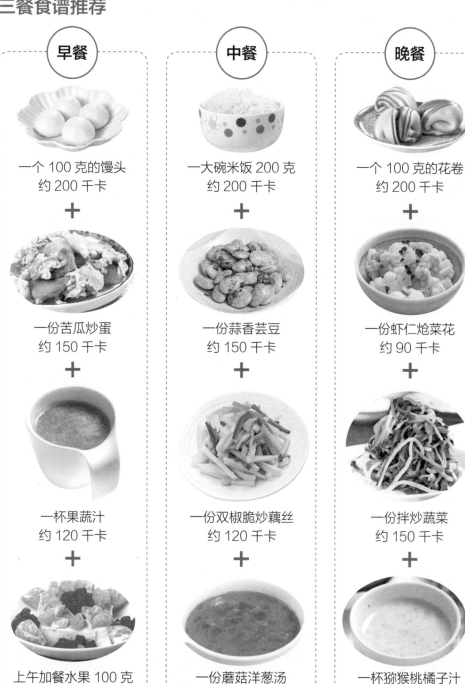

早餐

一个 100 克的馒头
约 200 千卡

+

一份苦瓜炒蛋
约 150 千卡

+

一杯果蔬汁
约 120 千卡

+

上午加餐水果 100 克
50～100 千卡

中餐

一大碗米饭 200 克
约 200 千卡

+

一份蒜香芸豆
约 150 千卡

+

一份双椒脆炒藕丝
约 120 千卡

+

一份蘑菇洋葱汤
约 100 千卡

晚餐

一个 100 克的花卷
约 200 千卡

+

一份虾仁烩菜花
约 90 千卡

+

一份拌炒蔬菜
约 150 千卡

+

一杯猕猴桃橘子汁
约 120 千卡

高血压危象的护理及注意事项

高血压危象临床表现凶险，患者出现剧烈头痛、耳鸣、眩晕或头晕、神态变化、恶心、呕吐、腹痛、尿频、少尿、排尿困难、视力模糊或暂时失明。患者常有自主神经功能失调的症状，如异常兴奋、发热、出汗、口干、皮肤潮红或面色苍白、手足颤抖等。

家庭应急处理

1. 半卧位，安定情绪，吸氧。
2. 口服地西泮 10 毫克，每日 1 次，以达到镇静作用。
3. 立即口含快速降压药物如硝苯地平或尼卡地平 10 毫克，舌下含化。
4. 抽搐、昏迷者，应专人护理，及时清除鼻腔及口腔内分泌物，保持呼吸道通畅。
5. 心力衰竭者应取端坐位。
6. 密切观察血压、心率、呼吸、神志等变化，并填写特别护理记录单。

高血压危象的注意事项

1. 突发血压升高时，应全身放松，静卧休息，立即舌下含服硝苯地平 1 片或口服其他降压药物，稍觉缓解后即到医院就诊。如出现心前区疼痛或一侧肢体麻木、无力、口角歪斜以及夜尿增多、少尿等，均应及时就诊。

2. 有过脑出血史的高血压患者当血压再度升高时，应及时送医院治疗，避免再度引起脑出血，尽快将血压控制在 20.0/11.3kPa（150/85 毫米汞柱）左右。

3. 脑血栓患者血压增高时不宜降得太低，先保持在 20.0/13.3kPa（150/100 毫米汞柱）左右，以免血压降得太低使脑血流量过度减少导致病情复发或加重。

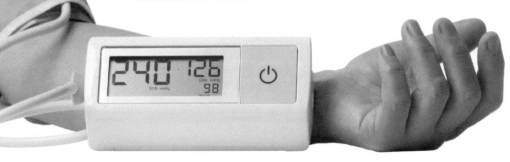

高血压患者四周饮食安排

		一周食谱·第一周
周一	早餐	牛奶 150 克，苏打饼干 50 克
	午餐	猪肉馄饨（猪肉 20 克，馄饨皮 100 克，植物油 6 克），豆腐干拌胡萝卜（豆腐干 50 克，胡萝卜 200 克，香油 5 克）
	晚餐	米饭 50 克（熟重），海虾炒蒜苗（海虾 200 克，蒜苗 150 克，植物油 6 克）
周二	早餐	鸡丝面（面条 75 克，鸡肉 50 克，香油 3 克）
	午餐	米饭 100 克（熟重），炒莴笋丝（莴笋 250 克，植物油 4 克），清蒸鱼块（鲤鱼块 150 克，植物油 3 克）
	晚餐	米饭 100 克（熟重），蒜蓉苋菜（苋菜 250 克，植物油 4 克），青椒炒肉（青椒 100 克，瘦肉 75 克，植物油 4 克）
周三	早餐	无糖面包 100 克（熟重），无糖酸奶 125 克，煮鸡蛋 1 个，番茄 150 克
	午餐	米饭（大米 100 克），木耳炒白菜（木耳 10 克，白菜 150 克，瘦肉 25 克，植物油 4 克），肉末豇豆（瘦肉末 50 克，豇豆 150 克，植物油 4 克）
	晚餐	玉米面发糕（玉米面 25 克，面粉 50 克），香菇油菜（鲜香菇 50 克，油菜 100 克，瘦肉 25 克，植物油 4 克），黄瓜拌海蜇（黄瓜 150 克，海蜇皮 100 克，香油 4 克）
周四	早餐	烙饼 100 克（熟重），豆腐脑 250 克，蒸地瓜 150 克
	午餐	拌黄瓜丝凉面（面条、黄瓜各 100 克，香油 3 克），午餐肉 50 克，韭菜炒鸡蛋（韭菜 150 克，鸡蛋 1 个，植物油 3 克），葱花胡萝卜汤（葱 15 克，胡萝卜 75 克，植物油 3 克），凉拌空心菜（空心菜 250 克，香油 3 克）

续表

一周食谱 · 第一周		
周四	晚餐	红豆粽子2个（糯米200克，红小豆50克），蒜蓉茄子（茄子250克，香油3克），菠菜虾仁粥（菠菜100克，虾仁5克，大米25克，发芽豆20克，植物油3克）
周五	早餐	牛奶250克，无糖面包100克（熟重），香肠拌菜（香肠25克，生菜50克，黄瓜50克，番茄50克，香油3克）
	午餐	米饭（大米100克），麻酱拌西芹（芝麻酱3克，西芹150克，腐乳汁3克，香油3克），小白菜排骨汤（小白菜150克，排骨100克，植物油5克）
	晚餐	馒头（面粉50克），煮鲜玉米（带棒玉米200克），炝绿豆芽（绿豆芽200克，香油3克），苦瓜炒鸡蛋（苦瓜50克，鸡蛋1个，植物油4克）
周六	早餐	花卷（面粉75克），牛奶250克，鹌鹑蛋3个，茄汁西葫芦（番茄50克，西葫芦150克，虾皮3克，植物油4克）
	午餐	绿豆米饭（绿豆25克，大米75克），炝菜花（菜花250克，植物油4克），红烧鸡块（鸡腿块100克，胡萝卜50克，植物油4克）
	晚餐	馒头（面粉75克），腐竹拌黄瓜（腐竹10克，黄瓜200克，香油3克），洋葱炒木耳（洋葱100克，干木耳10克，瘦肉25克，植物油3克）
周日	早餐	馒头（面粉25克），馄饨（面粉50克，鸡蛋1个，瘦肉25克，紫菜3克，香油2克），海带丝拌土豆丝（水发海带150克，土豆10克，香油1克）
	午餐	莲子饭（大米75克，干莲子25克），清炒茴香（茴香300克，植物油2克），酱鸭肉（鸭肉75克，植物油2克）
	晚餐	鱼肉水饺（面粉100克，鱼肉50克，韭菜25克，植物油2克），胡萝卜丝炝拌大白菜丝（胡萝卜100克，大白菜200克，香油2克）

一周食谱·第二周		
周一	早餐	全麦面包 75 克，纯牛奶 240 克，卤鸡蛋 1 个（带壳 60 克），生番茄 100 克
	午餐	水饺（面粉 75 克，肉末 50 克，芹菜 100 克，香油 3 克），香干烧白菜（大白菜 150 克，香干 75 克，植物油 4 克），胡萝卜烧圆白菜（圆白菜 100 克，胡萝卜 20 克，植物油 4 克）
	晚餐	馒头 35 克，疙瘩汤（面粉 25 克，菠菜 30 克，香油 2 克），拌萝卜（心里美萝卜 100 克，香油 3 克），木耳炒莴笋（莴笋 150 克，干木耳 10 克，植物油 4 克），盐水虾（带壳青虾 80 克）
周二	早餐	馒头片 75 克，豆浆 400 克，拌豆芽（绿豆芽 100 克，香油 2 克）
	午餐	炒饭（白米饭 125 克，黄瓜 50 克，胡萝卜 50 克，植物油 3 克），香菇烧芹菜（芹菜 200 克，鲜香菇 30 克，植物油 3 克），虾皮冬瓜汤（冬瓜 100 克，虾皮 3 克，香油 3 克）
	晚餐	鲜肉包（面粉 75 克，肉末 50 克），清炒西葫芦（西葫芦 150 克，植物油 3 克），凉拌海带丝（水发海带 100 克，香油 3 克），豆腐番茄汤（番茄 100 克，豆腐 50 克，香油 3 克）
周三	早餐	馒头 45 克（熟重），燕麦牛奶粥（牛奶 250 克，燕麦片 25 克），生黄瓜 100 克
	午餐	拌荞麦面（生荞麦面条 105 克），菠菜汤（菠菜 150 克，植物油 5 克），豆干炒洋葱（洋葱 100 克，豆腐干 75 克，植物油 5 克）
	晚餐	花卷（面粉 50 克），白米粥（大米 30 克），炒三丝（肉丝 50 克，魔芋 100 克，柿子椒 20 克，胡萝卜 20 克，植物油 5 克），木耳炒菠菜（菠菜 150 克，干木耳 10 克，植物油 5 克）
周四	早餐	小窝头 75 克（熟重），豆浆 400 克，小葱拌豆腐（香葱 50 克，南豆腐 100 克，香油 2 克），熟鸡蛋 1 个（约 60 克）

续表

一周食谱·第二周		
周四	午餐	薏米粥（大米 15 克，薏米 10 克），小包子（面粉 75 克，青虾 40 克，韭菜 30 克，香油 3 克），肉末芹菜（芹菜末 100 克，瘦肉末 25 克，植物油 3 克），炒茄子（茄子 100 克，植物油 4 克）
	晚餐	米饭（大米 50 克），海带炖排骨（水发海带 100 克，排骨 50 克，植物油 3 克），焖扁豆（扁豆 150 克，植物油 3 克），拌白萝卜丝（白萝卜 100 克，香油 2 克）
周五	早餐	黑面包 75 克（熟重），牛奶 240 克，酸辣海带丝（水发海带 100 克，香油 2 克），生番茄 100 克
	午餐	烙饼 80 克，汤面（挂面 30 克，小油菜 50 克，香油 2 克），豆腐烧白菜（小白菜 100 克，瘦肉末 50 克，豆腐 50 克，植物油 4 克），口蘑烧冬瓜（鲜口蘑 20 克，冬瓜 150 克，植物油 4 克）
	晚餐	烧饼 105 克，玉米面粥（玉米面 30 克），洋葱烧肉（牛瘦肉 50 克，洋葱 50 克，植物油 4 克），香菇芹菜（干香菇 5 克，芹菜 150 克，植物油 4 克）
周六	早餐	鲜豆浆 250 克，糙米饭（大米 35 克，糙米 10 克），拌紫甘蓝（紫甘蓝 50 克，香油 3 克）
	午餐	米饭（大米 100 克），炒三丁（青椒 100 克，茭白 100 克，鸡肉 50 克，植物油 3 克），油菜豆腐汤（油菜 50 克，豆腐 50 克，香油 3 克）
	晚餐	燕麦饭（大米 40 克，燕麦片 35 克），青笋肉丝（青笋 100 克，猪瘦肉 50 克，植物油 3 克），鸡蛋丝瓜汤（丝瓜 50 克，鸡蛋清 40 克，植物油 3 克）
周日	早餐	全麦面包（全麦粉 50 克），纯牛奶 250 克，蒜泥茄子（茄子 50 克，香油 3 克）
	午餐	荞麦米饭（大米 75 克，荞麦 25 克），蒜薹炒肉（蒜薹 50 克，鸡胸肉 50 克，植物油 3 克），鱼丸冬瓜汤（鱼肉 80 克，冬瓜 200 克，植物油 3 克）
	晚餐	米饭（大米 75 克），炒西葫芦（西葫芦 100 克，猪瘦肉 50 克，植物油 3 克），蘑菇汤（鲜蘑菇 50 克，香油 3 克）

一周食谱 · 第三周		
周一	早餐	豆浆 400 克，麻酱烧饼 100 克（熟重），番茄 50 克
	午餐	二米饭（大米 50 克，小米 35 克），菠菜鸡丸汤（菠菜 150 克，熟鸡肉丸 50 克，植物油 2 克），清炒茄子（茄子 150 克，植物油 3 克）
	晚餐	馒头 35 克（熟重），红豆粥（大米 15 克，红小豆 10 克），胡萝卜烧菜花（菜花 100 克，胡萝卜 20 克，植物油 5 克），海带拌豆腐丝（水发海带 50 克，豆腐丝 75 克，香油 2 克），烧鲜蘑（鲜蘑菇 150 克，西葫芦 50 克，植物油 5 克）
周二	早餐	花卷 50 克（熟重），豆浆 300 克，拍拌黄瓜（黄瓜 100 克，香油 2 克）
	午餐	米饭 75 克（熟重），韭菜炒虾仁（韭菜 100 克，鲜虾仁 50 克，植物油 9 克），香菇炒大白菜（香菇 30 克，大白菜 100 克）
	晚餐	馒头 75 克（熟重），肉丝炒茼蒿（茼蒿 150 克，猪瘦肉 50 克，植物油 9 克），生番茄 1 个（150 克）
周三	早餐	花卷（面粉 50 克），鲜牛奶 250 克，青椒拌豆腐丝（青椒 50 克，豆腐丝 25 克，香油 3 克）
	午餐	米饭（大米 50 克），西葫芦炒肉（西葫芦 100 克，猪瘦肉 50 克，植物油 2 克），香菇菜心（香菇 15 克，油菜心 150 克，植物油 2 克），紫菜虾皮汤（虾皮 5 克，紫菜 2 克，番茄 25 克，香油 2 克）
	晚餐	发面饼（面粉 50 克），肉末雪里蕻豆腐（牛瘦肉 25 克，雪里蕻 50 克，豆腐 50 克，植物油 4 克），蒜蓉冬瓜（冬瓜 150 克，香油 2 克）
周四	早餐	烧饼（面粉 50 克），鲜豆浆 250 克，拌白菜心（大白菜心 100 克，植物油 2 克）

续表

一周食谱·第三周		
周四	午餐	葱花卷（面粉75克），菠菜丸子汤（猪瘦肉50克，菠菜150克，植物油3克），拌豆芽（绿豆芽100克，香油2克），黄瓜炒鸡蛋（黄瓜50克，鸡蛋1个，植物油3克）
	晚餐	米饭（大米50克），莴笋炒豆干（莴笋150克，豆腐干50克，植物油2克），蒜泥海带（水发海带丝50克，香油2克），冬瓜汤（冬瓜75克，紫菜2克，植物油2克）
周五	早餐	小馒头（面粉50克），鲜牛奶250克，拌菠菜（菠菜100克，香油2克）
	午餐	米饭（大米80克），清炒圆白菜（圆白菜200克，植物油3克），黄瓜汤（黄瓜50克，紫菜2克，香油2克）
	晚餐	米饭（大米70克），青椒炒肉（青椒150克，牛瘦肉50克，植物油3克），豆腐拌芹菜丝（芹菜100克，豆腐丝25克，香油2克）
周六	早餐	包子（面粉50克，鸡蛋1个，茴香50克，植物油2克），豆腐脑200克
	午餐	米饭（大米75克），鱼烧豆腐（带骨平鱼40克，豆腐50克，植物油5克），韭菜炒豆芽（韭菜150克，绿豆芽200克，植物油3克）
	晚餐	玉米面发糕（玉米面12克，面粉13克），番茄面（挂面25克，番茄50克，香油2克），烧菜花（菜花150克，胡萝卜20克，植物油4克），海米炒圆白菜（圆白菜100克，海米5克，植物油4克）
周日	早餐	花卷75克（熟重），牛奶240克，清炒芥蓝（芥蓝100克，植物油2克）
	午餐	米饭（大米75克），炒苋菜（苋菜200克，植物油2克），葱烧海参（水发海参200克，植物油5克），萝卜丝虾皮汤（白萝卜100克，虾皮5克，香油2克）
	晚餐	馒头75克（熟重），红烧鸡块（鸡肉25克，胡萝卜20克，植物油3克），香菇烧丝瓜（丝瓜150克，干香菇5克，植物油3克），白菜豆腐汤（大白菜150克，豆腐25克，植物油3克）

一周食谱 · 第四周

周一	早餐	萝卜汤（萝卜50克），煮鸡蛋1个，杂面馒头（面粉40克，豆面10克），拍黄瓜（黄瓜100克，香油2克）
	午餐	米饭（大米50克），馒头（面粉50克），木耳白菜（白菜200克，水发木耳20克，植物油10克），酱牛肉菜底（牛肉50克，油菜100克，植物油5克）
	晚餐	菜叶荞麦鸡丝汤面（荞麦25克，青菜25克，鸡肉50克），馒头（面粉50克），豆干炒芹菜（芹菜100克，豆干50克，植物油8克）
周二	早餐	豆腐脑（300克），杂面馒头（面粉、玉米面各25克），拌白菜海带丝（水发海带、白菜各50克，香油2克）
	午餐	米饭（大米50克），两面发糕（紫米面、面粉各25克），烧带鱼（带鱼75克，植物油5克），素炒三丝（洋葱、绿豆芽各100克，胡萝卜50克，植物油10克）
	晚餐	米饭（大米25克），杂面窝头（面粉、玉米面各25克），丝瓜鸡蛋汤（丝瓜50克，鸡蛋10克），木耳炒青笋（青笋150克，水发木耳20克，猪瘦肉50克，植物油10克）
周三	早餐	香菇紫菜汤（水发香菇20克，紫菜2克），煮鸡蛋1个，杂面馒头（面粉40克，豆面10克），拌圆白菜丝（圆白菜100克，香油2克）
	午餐	米饭（大米50克），无糖豆包（面粉50克，红豆15克），虾仁炒黄瓜（黄瓜150克，虾仁100克，植物油8克），肉末烧冬瓜（猪瘦肉25克，冬瓜200克，植物油8克）
	晚餐	米饭（大米50克），窝头（紫米面25克），胡萝卜烧牛肉（胡萝卜150克，牛肉100克，植物油5克），豆腐小白菜汤（小白菜50克，豆腐25克，香油2克）
周四	早餐	无糖豆浆200克，杂面馒头（面粉、紫米面各25克），拌芹菜花生米（芹菜100克，花生米20克，香油2克）

续表

一周食谱 · 第四周		
周四	午餐	米饭（大米50克），馒头（面粉50克），番茄炒鸡蛋（番茄200克，鸡蛋1个，植物油5克），芹菜炒牛肉丝（芹菜100克，牛瘦肉50克，植物油10克）
	晚餐	米饭（大米50克），玉米发糕（玉米面25克），酱鸡翅中（鸡翅50克，圆白菜100克，植物油5克），豆腐烩油菜（油菜150克，豆腐50克，植物油5克）
周五	早餐	番茄豆腐汤（番茄50克，豆腐30克），杂面馒头（面粉25克，玉米面25克），煮鸡蛋1个，拌油菜（油菜100克，香油2克）
	午餐	米饭（大米50克），窝头（玉米面50克），青椒豆干回锅肉（青椒100克，豆腐干50克，猪瘦肉50克，植物油10克），紫菜萝卜汤（萝卜50克，香菜5克，紫菜2克，香油2克）
	晚餐	米饭（大米50克），杂面窝头（面粉、紫米面各12.5克），墨斗鱼炒韭菜（墨斗鱼、韭菜各150克，植物油10克），蒸茄泥（茄子200克，蒜泥5克，香油2克）
周六	早餐	菜叶卧荷包蛋（青菜25克，鸡蛋1个），杂面馒头（面粉、玉米面各25克），拌白菜丝（白菜100克，香油2克）
	午餐	米饭（大米50克），咸花卷（面粉50克），清蒸鱼（鱼150克），香菇油菜（水发香菇20克，油菜200克，植物油8克）
	晚餐	米饭（大米50克），紫米面窝头半个（紫米面25克），肉末豆腐（猪肉末25克，豆腐200克，植物油10克），蒜蓉油麦菜（油麦菜200克，植物油5克）
周日	早餐	小馄饨10个（青菜叶25克，肉10克），杂面馒头（面粉40克，豆面10克），拌青笋丝（青笋100克，香油2克）
	午餐	米饭（大米50克），窝头（玉米面50克），肉丝炒蒿子秆（蒿子秆200克，猪瘦肉50克，植物油10克），番茄鸡蛋汤（番茄50克，香菜5克，鸡蛋10克）
	晚餐	米饭（大米50克），杂面窝头（面粉、玉米面各12.5克），鸡蛋炒丝瓜（丝瓜150克，鸡蛋1个，植物油7克），肉末烧大白菜（大白菜100克，猪瘦肉25克，植物油8克）